慣

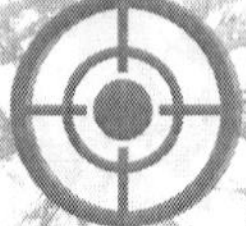

Deadly Habit

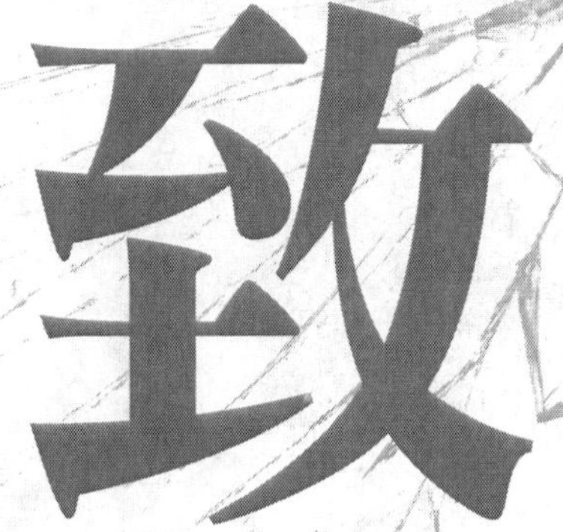

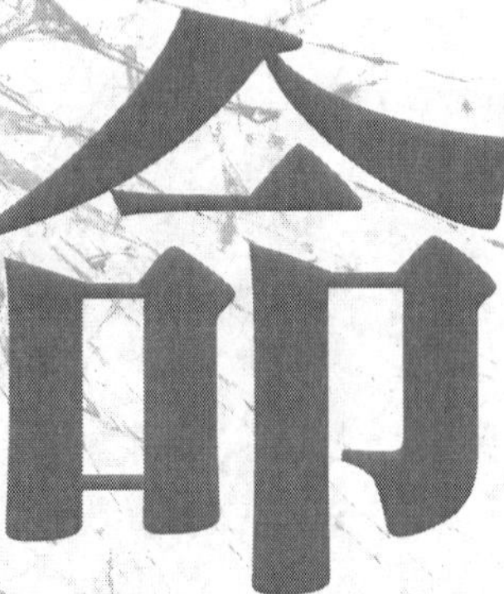

潛伏在暗處的健康刺客，你怎麼死的都不知道

許承翰 著

99條日常保健心法，揭發你赤裸裸的致命惡習

▲不同的蔬菜蓋保鮮膜，效果竟然大大不同？
▲男士注意：起床二十分鐘內，不能刮鬍子！
▲飯後刷牙的「好習慣」，居然是琺瑯質流失的元兇！

崧燁文化

目錄

目錄

第二部分　飲食習慣

第四部分　運動習慣

第五部分　服飾習慣

第六部分　美容習慣

第八部分　養生保健習慣

第九部分 性生活習慣

前言

「您有良好的健康習慣嗎？」如果你隨便這樣問一個人，他也許會覺得有些莫名其妙：「什麼才算良好的健康習慣？」

在討論到健康問題時，我們總是會將健康與日常的各種習慣聯繫在一起。據研究發現，我們每天高達九成的行為都是出於習慣，可以說，在每一天中幾乎您所做的每一件事，都是長期的生活習慣使然。有些習慣可能已經跟著自己大半輩子了，並且感覺很合理；但是，它是否真的合理、健康呢？不妨舉一個最簡單的例子：早晨起床摺被子。很多人習慣起床後馬上把被子疊起來，然後再去洗漱。看起來非常勤快，實際上卻不然。這樣不僅不符合衛生，反而還會危害到身體健康，正確的做法應該是起床後要先把被子翻面晾十分鐘，然後再疊起。

那麼，到底哪些習慣是好的，哪些習慣又是不好的呢？本書列舉了身邊一些容易被忽略的一些影響健康的習慣，當然，健康一生的習慣並不只有這九十九則，但至少它們能幫助你遠離疾病與衰老。

第一部分　日常生活習慣

一、保鮮膜豈能「一蓋了之」

在大大小小的超市裡，以塑膠保鮮膜包裝待售的食物隨處可見。而且，隨著冰箱的廣泛使用和微波爐的普及，保鮮膜已經成為許多家庭的必備品了。保鮮膜既能使食物保持新鮮，又可以使食物免受細菌和灰塵的汙染，的確為我們的生活帶來了很大便利性。

但是，有些保鮮膜是不符合健康標準的。美國消費者聯盟曾對十九種封裝乳酪進行測試，發現有七種被生鮮超市包裝在保鮮膜內的乳酪含有高量二乙基羥胺（蛋白合成激素），每百萬個單位含五十一到二百七十個單位，大幅超過了安全範圍。而且，即便是安全合格的保鮮膜，如果我們使用不當，也會對我們的身體造成危害。

那麼，在品種繁多的保鮮膜當中，哪些是安全的？哪些又是需要我們在使用的過程當中格外當心的呢？

現在市場上賣的保鮮膜的材料一般分為三種，一種是聚乙烯的，一種是聚氯乙烯的，還有一種是聚偏二氯乙烯的。聚乙烯保鮮膜可以不增添任何塑化劑催塑，所以它不含任何其他物質，在衛生安全方面是有保證、可以放心使用的。聚偏二氯乙烯因為加工比較複雜，對生產企業的要求較高，相對來說也比較安全。我們要注意的就是用聚氯乙烯製作的保鮮膜。這種保鮮膜含有上面提到的二乙基羥胺，用以增加保鮮膜的附著力，但它會滲入食物，尤其是高脂肪的食物，從而對人體造成危害。

所以如果看到外包裝上標明是也就是聚氯乙烯材料製成的保鮮膜，那麼一定不要用它來保存油脂類或者熱的食物，更不能放進微波爐裡進行加熱。而對於標明了是用聚偏二氯乙烯或者聚乙烯這些材料所製成的保鮮膜，就可以放心的選擇使用了。

下面是一些我們在使用保鮮膜過程中應該注意的問題。

(一) 盡量少用保鮮膜保鮮肉類

由於保鮮膜中的某些有害物質成分可能溶進肉類食品，因此我們應該盡量少用保鮮膜保鮮肉類食物。我們從超市買回肉類食物回家後，應及時將肉類食物從保鮮膜類的塑膠包裝中取出，放在其他容器中。如果將食物裝在碗內，上面覆蓋的塑膠製品最好別碰觸到食物。

(二) 熱菜不要蓋保鮮膜

蔬菜經過加熱處理後馬上加蓋保鮮膜，不僅不能保鮮，反而會增加其維生素C的損失。比如，高麗菜加熱後不蓋保鮮膜的維生素C含有量為百分之八十五，而加蓋保鮮膜後的維生素C的含有量僅為百分之七十一；花椰菜加熱後不蓋保鮮膜的維生素C的含有量為百分之九十七，而加蓋保鮮膜後的維生素C含有量僅為百分之五十八；其他青菜等也有類似的結果。由此可見，應等蔬菜完全冷卻後，再加蓋保鮮膜，才能起到保護維生素C的作用。

此外，用微波爐烹調或加熱食物時，絕對不能讓食物碰到保鮮膜。由於不同保鮮膜的耐熱溫度是不同的。所以，當食物需要在微波爐裡長時間加熱時，應該選擇耐熱度高的保鮮膜。否則，高溫下保鮮膜內有些物質會釋放出來而被食物吸收，對我們的身體健康不利。

(三) 保鮮要因「菜」而異

保鮮膜的保鮮作用不能一概而論，而是要因「菜」而異。以對維生素C的保護為例。根據實驗，一百公克加蓋保鮮膜的韭菜，二十四小時後其維生素C的含量比不加蓋保鮮膜的要增加一點三三毫克；而萵苣葉則增加一點九二毫克。但有些蔬菜則大相徑庭，如一百公克刀豆蓋膜儲存二十四小時後，維生素C反而減少一點五毫克，蘿蔔減少三點四毫克。更有甚者，一百公克的黃瓜竟減少了三點八毫克的維生素C。

溫馨提示：

⊕ 不要用聚氯乙烯材料所製成的保鮮膜保存油脂類或者是熱食；

⊕ 菜還是熱的時候加蓋保鮮膜，會破壞蔬菜中的維生素C；

⊕ 不同的蔬菜加蓋保鮮膜的保鮮效果是不一樣的，要區分處理。

二、這樣戒菸才有效

抽菸對人體的傷害已經是眾所皆知的了。為了自己的健康，避免二手菸危害親朋好友，同時也是為了考驗自己的決心與毅力，不讓自己成為香菸的奴隸，徹底戒除菸癮是非常有必要的。

戒菸好處多多，一旦開始戒菸，你就會開始感受到空氣的清新、食物的美味，身上的菸臭味也會隨之減少。如果堅持下去，你的循環系統和呼吸系統的疾病就會減少，減緩老化，皮膚顯得光滑有彈性，中風及癌症的危險度也大為降低，生活更加自在。

那麼，如何才能輕鬆戒菸呢？

(一) 戒菸前的準備

一、相信自己一定能做到，每天都有抽菸者成功變成非抽菸者，你也不會例外；

二、將抽菸的壞處一一列出，隨身攜帶以便不斷激勵自己。如果你能夠不再接觸菸了，那麼給予自己一些獎勵吧；

三、向醫生尋求一些建議，不過最好不要依賴藥物來戒菸；

四、訂一個詳細的戒菸計劃，寫明你將如何對付誘惑，並找出你的弱點是什麼；

五、從每一小時、每一天的實際行動開始做起，而不是考慮如何面對下半輩子沒有香菸的生活。

(二) 戒菸行動

一、飲食清淡、細嚼慢嚥、少量多餐，飯後要刷牙或漱口；

二、保持充足睡眠及適當運動，避開抽菸的環境，多和支持自己戒菸的親朋好友在一起；

三、以手持筆代替手持菸的習慣，保持高度的信心，用輕鬆愉快的心情不斷的鼓勵自己：「我一定會成功！」

四、不要讓壓力打敗你，戒菸開始之後的緊張壓力和戒毒時的那種難受感是一樣的，但這不應該成為你再次抽菸的藉口；

五、避免出現在你習慣抽煙菸的場合，這會減少抽菸對你的誘惑；

六、如果你失敗了，別灰心，再來一次，一般人都要反覆三次才能成功戒菸；

七、注意你的身體發生了什麼變化。你一定要讓自己打敗「再抽一根菸」的渴望，這種戒斷症狀只會持續三到四週，之後你就不會感到那麼大的壓力和煩躁不安了，想抽菸的慾望也減輕了。

(三) 戒菸妙招

一、想抽菸時，深呼吸十次，將氣深深吸入再慢慢吐出。

如果戒菸時只靠意志力、一味壓抑抽菸的慾望勢必會相當辛苦，對抗抽菸慾望最有效的方法，除了意志力，還可以採用行為轉移、情緒抒解的方式。在想抽菸時做深呼吸十到十四次，配合咀嚼紅蘿蔔或小黃瓜細條，可滿足長期抽菸行為養成的口慾和手慾。

二、喝杯冷水，既可滋潤喉嚨，又可有效抑制抽菸的慾望。

戒菸時要避免喝酒、咖啡、濃茶等刺激性飲料，多喝白開水、牛奶及新鮮蔬果汁。多喝水、多排尿、多運動、多流汗，可加速排除體內的尼古丁等有害物質。

三、加強活動，用力伸展四肢，做擴胸運動及原地跳躍。

戒菸初期除了極度渴望抽菸外，容易情緒不穩、精神變差、注意力不集中，記得隨時用力伸懶腰、活動筋骨。

四、清水洗臉，不但神清氣爽，還能迅速恢復精神。

建議你在精神不濟時，立即用冷水沖臉，保證馬上提神，這比抽一根菸要有效得多。

溫馨提示：

⊕ 戒菸想要成功，除了要有意志力外，還要有系統的方法：

⊕ 一些戒菸的藥物最好別用，它們不是不能徹底戒菸，就是有副作用；

⊕ 催眠術療法和針灸療法對於努力嘗試戒菸但是收效甚微的人十分有效。

三、小心點用牙膏

為了保持口腔清潔、牙齒衛生，我們每天都要刷牙，這不可避免的要考慮到牙膏的選擇和使用問題。平常我們使用的各種牙膏，不論使用哪種原料，在配方中都含有摩擦劑、增稠劑、溫化劑、調味劑、防腐劑等，甚至有些牙膏還含有氟化劑等。這些用劑中含有磷酸鹽、碳酸鈣、碳酸鎂等化學物質，一旦這些物質進入胃腸，就可能會引起局部性胃腸炎等疾病。因而，用牙膏得小心點，在使用牙膏刷牙後，一定要徹底漱口，避免將牙膏殘液攝入腸胃。

另外，市面上還有一些含藥物牙膏，用來治療一些牙齒疾病。但在選用這些牙膏的時候，一定要對症選用，否則不僅不能達到預期的目的，而且還會有副作用。藥物牙膏雖對一些口腔疾病有療效，但並不能包治所有的口腔疾病。如果長期使用抗菌消炎類藥物牙膏，會在殺滅細菌的同時將口腔中的正常細菌也殺滅了，使口腔產生新的疾患。許多藥物牙膏中含有生物鹼和刺激性物質，長期使用會損害口腔黏膜，使口腔、舌頭、口唇、咽喉、牙齦等處發炎。

現在市場上有五種常見的藥物牙膏。

(一)中草藥牙膏

這種牙膏具有清熱解毒、消炎止血的作用，對緩解牙齦炎症有一定的輔助作用，這主要是因為它在普通牙膏的基礎成分上添加了某些中草藥。但對於一些長期服用抗凝血藥物的血液病患者來說，是不能使用這類牙膏的。

(二)防過敏牙膏

這種牙膏是針對牙本質敏感的人而生產的，其中含有硝酸鉀或氯化鍶等脫敏成分，能對牙本質過敏有一定的緩解作用。

(三)美白去垢牙膏

對於由於長期喝茶或抽菸而導致牙垢的人來說，比較適合用這類牙膏。這類牙膏中的過氧化物或羥磷灰石能夠起到起到潔白牙齒的作用。

（四）消炎牙膏

這類牙膏是在普通牙膏的基礎上加入了某些抗菌藥物，能夠起到消炎抗菌、抑制牙結石和牙菌斑形成的作用，有助於改善口腔環境、預防和輔助治療牙齦出血。但是，這類牙膏不能長期使用，否則會導致口腔內的正常菌群失調，最好一到二個月更換一次。

（五）含氟牙膏

大量研究證明，氟可以提高牙齒的抗腐蝕能力、抑制造成齲齒的細菌的生長繁殖。正常口腔環境中雖也有一定量的氟存在，但其濃度不足以引起以上變化。但是，需要注意的是，由於兒童存在吞嚥牙膏的情況，所以三歲以下的兒童應避免使用含氟牙膏，四到六歲兒童應在大人監督下使用，每次刷牙牙膏使用量應以黃豆粒大小為宜。

溫馨提示：

⊕ 刷完牙漱口要徹底，避免將牙膏殘液攝入腸胃；

⊕ 對各類藥物牙膏要充分瞭解其功能和副作用，慎重選用；

⊕ 含抗菌消炎類藥物的牙膏不要長期使用。

四、果蔬應該這樣洗

瓜果蔬菜當中總會有一些農藥和化肥，這是一件很讓人頭痛的事情。長期食用帶有殘留農藥的蔬菜，會造成中樞神經障礙，導致身體各器官的免疫力下降，引發經常性的感冒、頭暈、盜汗、心悸、失眠、健忘等。對於肝臟來說，長時間超負荷的工作來分解這些毒素，會引起肝硬化、肝積水等一些肝臟病變。而且，由於農藥殘留中常常含有甲胺磷、對硫磷、氯化苯等，會促使全身各組織內的細胞發生癌變。對於孕婦來講，食用帶有農藥和化肥的蔬果，還會影響到胎兒的發育。因此，為了安全和健康，我們在食用瓜果蔬菜之前，一定要清除上面殘留的農藥和化肥。

用清水對水果蔬菜進行清洗是我們最常用的方法。一般情況下，我們會先用水沖洗掉表面髒汙，然後再用清水浸泡一段時間。但實驗表明，蔬菜上的農藥主要是有機磷類殺蟲劑，它很難溶解於水，長時間浸泡並不能有效除去殘留農藥。所以，我們不主張浸泡，而提倡用流動的清水少量而多次的洗掉蔬菜表面髒汙。這種方法主要用於葉類蔬菜，如菠菜、生菜、小白菜等，而其他種類蔬果可採用以下清洗方法。

㈠清洗去皮法

對根莖類蔬菜來說，去皮是較好的去除殘留農藥的方法，因為外表凹凸不平或多毛的瓜果表面農藥量相對比較多，比如冬瓜、蘋果、梨、黃瓜等。所以可以用銳器削去含有殘留農藥的外皮，只食用肉質部分，既可口又安全。但要注意必須先清洗再去皮，這樣可以避免削皮刀沾染上表皮的農藥而造成二次汙染。

㈡加熱清洗法

先用清水將蔬菜表面髒汙洗淨，放入沸水中燙二到五分鐘後撈出，再用清水沖洗一到兩遍。加熱法可使胺基甲酸酯類殺蟲劑隨溫度升高而加快分解，適合一些其他方法難以處理的花菜類蔬菜，如花椰菜、芹菜、青椒、豆角等。

㈢鹼水浸泡清洗法

在五百毫升清水中加入食用鹼五到十克，調製成鹼水，將初步沖洗後的蔬菜放入鹼水中，根據菜量多少調配鹼水，浸泡五到十分鐘後再用清水沖洗蔬菜，重複洗滌三次效果更好。

(四) 儲存法

儲存法是將蔬菜保存起來，然後使蔬菜當中的農藥慢慢分解為對人體沒有害的物質。儲存法要求保存時間在十五天以上，所以這些蔬菜一定要不易腐爛才可以，如冬瓜、南瓜等。

(五) 使用洗滌劑

大多數人可能都會認為，用洗滌劑清洗蔬菜是一種簡單易行而有效的方法。不過，並不是所有的洗滌劑都引起反作用。

另外，時下還有一種新潮的方法，就是用臭氧機把空氣中的臭氧透過電離的形式提取出來，再注入要清洗蔬果的水裡，以起到殺菌、分解殘留農藥作用。它的作用原理主要是用臭氧破壞蔬菜上的有機磷，使之還原成一些小分子氧化物，從而降低它的毒性。

以上所說的幾種清洗蔬果的方法都有各自的優缺點，您在清洗時要注意選擇適合的方法，不要千篇一律。

溫馨提示：

⊕ 長時間浸泡並不能有效除去殘留農藥，最好用流動的水進行清洗；

⊕ 對根莖類蔬菜來說，要先清洗再去皮；

⊕ 不要過分依賴洗滌劑；

⊕ 烹煮蔬菜時最好不要蓋上鍋蓋，讓化學農藥殘留充分揮發。

五、慎重對待洗牙

現在有些人為了追求美麗潔白的牙齒，會選擇到牙醫診所去洗牙。透過洗牙可以減輕牙齦炎、牙周炎的炎症狀況，但單純洗牙是不能治癒牙周病的。要治好牙周病，還需要在洗牙之後進行進一步的診斷和口腔專業治療。所以，洗牙的目的是為了防治口腔疾病，而不是為了美容。

洗牙是一種專業性很強的技術工作，要經過嚴格的培訓才能勝任。追求牙齒美容的心理讓社會上少數不具備專業知識的人鑽了漏洞，這些人由於不懂得牙齒解剖，往往會對洗牙者造成很大的危害。

實例證明，在不正規的地方洗牙，有很大危害：

第一，只清除看得見的牙垢，而留下了致病作用最強的深層牙垢，達不到防治牙周病的目的；

第二，損壞牙齦，尤其是對清除牙垢之後暴露出的牙根不能及時進行進一步的專業治療的話，不僅導致患者疼痛難忍，還會加重牙周病的病情；

第三，極易造成交叉感染，給人們帶來本不該有的遺憾。

另外，有些人群是不適合洗牙治療的，如患血小板減少症、白血病、未控制的三型糖尿病、未控制的甲狀腺機能亢進、急性肝炎、結核病、患有牙齦部惡性腫瘤等。此外，孕婦懷孕期（尤其是前三個月和後三個月）也不能洗牙，否則會增加流產機率。

溫馨提示：

⊕ 洗牙的主要目的是為了治病，不是為了美容；

⊕ 牙齒不是越白越健康；

⊕ 某些疾病患者不適合洗牙。

六、嚼口香糖不宜超過十五分鐘

口香糖除了味甜、清香可口外，還有某些特殊的功能，如清潔口腔、預防齲齒，以及促進兒童臉頰的正常發育等作用。但過長時間咀嚼口香糖會對健康產生不良影響，這是因為：

（一）腐蝕牙齒

由於大部分口香糖都是以蔗糖為甜味劑，咀嚼口香糖時，糖分會長時間在口腔內停留，口腔中的致齲菌就會利用蔗糖產生酸性物質，對牙齒產生腐蝕，致使牙齒脫鈣，從而誘發齲齒。

（二）損壞口腔中的補牙

研究發現，經常嚼口香糖會損壞口腔中用於補牙的物質，使其中的汞合金釋放出來，造成血液、尿液中的汞含量超標，從而對大腦、中樞神經和腎臟造成危害。

（三）對兒童產生危險

兒童自控能力較差，整天把口香糖含在嘴裡，有可能不小心吞食或者誤入氣管，危及生命。長時間嚼口香糖，咀嚼肌始終處於緊張狀態，有可能因此養成睡夢中磨牙的習慣，從而影響孩子的睡眠品質。

正是由於以上原因，許多專家建議，咀嚼口香糖的時間不要超過十五分鐘。另外，長時間咀嚼口香糖，會反射性的分泌大量胃酸。特別是在空腹狀態下，不僅會出現噁心、食慾不振、胃食道逆流等症狀，長期下去還有可能導致胃潰瘍和胃炎等疾病。

溫馨提示：

⊕ 嚼口香糖時嚴禁哭笑談話，以防止嗆入氣管而引起窒息而危及生命；

⊕ 補過牙的人最好不要嚼口香糖；

⊕ 咀嚼口香糖時不要用手從口腔中將口香糖拿進拿出的，以免造成細菌汙染。

七、起床二十分鐘再刮鬍子

如果問一個男人：「你會刮鬍子嗎？」他一定會覺得莫名其妙，身為男人，怎麼會有不會刮鬍子的道理。但就像煮了一輩子的家庭小菜也永遠當不了廚師一樣，刮了一輩子的鬍子也不一定瞭解其中的很多醫學道理。

比方說，應該選擇什麼時間刮鬍子？早上起來匆匆刷牙、洗臉後就刮鬍子，還是運動前後刮鬍子？其實這些都不是最好的時機，那什麼時候刮鬍子好呢？

其實，男人最好在起床二十分鐘後再刮鬍子，這樣才能保持一天的臉部清潔。這主要是由於經過一夜的休息，剛起床時的生殖機能旺盛，鬍子生長的也快。如果這個時候急著刮鬍子，可能不到下午就會長出新的鬍渣了。而經過二十分鐘到半個小時的消耗後，男性體內的雄性激素已經沒那麼旺盛了，鬍子的生長速度下降，這時再刮，鬍子就不會很快長出來。當然，你也可以選擇在晚上淋浴後刮鬍子，這時的鬍鬚得到軟化，容易刮去。另外還要注意，運動前後應避免刮鬍子，因為這時身體會大量出汗，刺激剛刮過鬍子的皮膚，產生燒灼感。如果你是一位男士，可千萬不要小看刮鬍子這件事，在日常生活中，你除了要注意在起床後二十分鐘再刮鬍子外，還要養成以下幾個好習慣。

(一) 每天都要刮鬍子

最近，《美國流行病雜誌》上刊登的一篇研究論文認為，不是每天都刮鬍子的人與那些天天刮臉的人相比，性生活頻率少，中風的機率也高出百分之七十。這是英國西南部的布里斯托大學的一項研究成果。

該校的研究人員在近二十年裡一直對威爾斯的兩萬多名中年男人進行追蹤調查，發現不是每天刮鬍子的人中，藍領工人居多，他們一般結婚率較低，性高潮次數少，有些人還會因此得到心絞痛。研究人員在報告中提出，在這項為期二十年的研究中，已經有八百三十五人死亡。而整體來看，不是每天刮鬍子的人有百分之四十五辭世，而至少每天刮一次鬍子的人則僅有百分之三十一辭世。

(二)掌握小技巧

刮鬍子也要技巧?是的,而且還大有學問呢。刮鬍子前,你最好能先用中性肥皂洗淨臉部。如果臉上、鬍鬚上留有髒汙及灰塵,一旦刮胡刀對皮膚產生刺激,或輕微碰傷皮膚,細菌就會引起皮膚感染。

洗淨臉後,將熱毛巾敷在鬍鬚上使鬍鬚軟化。過一會兒,再塗上剃鬚膏,以減輕刮鬍刀對皮膚的刺激。刮鬍時,應繃緊皮膚,以減少剃刀在皮膚上運行的阻力,並可以防止刮破皮膚。尤其是年紀大或瘦弱的人,皮膚易起皺褶,更應繃緊皮膚,使其保持彈性和一定的支撐力。刮鬍的順序是:從左至右,從上到下,先順毛孔,再逆毛孔剃刮。剃刮完畢,用熱毛巾把泡沫擦淨或用溫水洗淨後,應檢查一下還有沒有鬍渣。

溫馨提示:

⊕ 最好養成天天刮鬍子的好習慣;

⊕ 不要起床後就馬上刮鬍子,最好在洗澡後刮鬍子,或先用剃鬚膏或肥皂水浸濕鬍鬚兩分鐘後再刮;

⊕ 經常更換刮鬍刀的刀片;

⊕ 緊貼著鬍鬚根部由臉頰上方往下刮鬍子,讓剃鬚膏有更多的時間柔軟短鬚最硬的部分。

八、小雞蛋裡的大學問

雞蛋是極富營養價值的食品，裡面含有自然界中最優良的蛋白質，而且胺基酸的比例與人體所需要量最為接近，最適於人體利用。雞蛋還含有豐富的維生素，其中維生素A和B特別豐富，而一般人最容易缺乏的維生素就是維生素A和B，一個雞蛋所含的維生素A和B相當於人體一日所需的八分之一。此外，雞蛋還含有多種礦物質如鐵、鈣、鋅、硒等。正因為如此，雞蛋才成為病人、產婦、孕婦、嬰幼兒的理想食品，也是人們公認的高營養食物。

雞蛋雖小，但在食用過程還是有許多學問的，否則可能非但不能補充營養，還有可能對身體造成傷害。

首先，雞蛋是不能用水洗後再保存的。在放大鏡下我們就可以看到，雞蛋的蛋殼上面有很多小洞洞。在剛生下來的雞蛋表面有著一層膠狀物質，堵住了這些小洞洞，但是這種膠狀物質能夠溶解在水中。當你用水洗雞蛋時，便把它洗掉了。這麼一來，小洞洞就像打破了的玻璃窗子一樣，讓細菌長驅直入，雞蛋就很容易壞掉。

其次，有些雞蛋是不能吃的。

(一) 貼殼蛋

當雞蛋儲存時間過長的時候，蛋黃膜就失去了張力，蛋黃緊貼於蛋殼，就形成了貼殼蛋。當這種蛋局部呈紅色的還可以吃，若是蛋膜緊貼蛋殼不動，貼皮外呈深黑色且有異味者，就不能再食用了。

(二) 死胎蛋

死胎蛋是雞蛋在孵化過程中因受到細菌或寄生蟲汙染，加上溫度、濕度條件不好等原因，導致胚胎停止發育的蛋。這種蛋所含營養已發生變化，如果死亡較久，蛋白質被分解會產生多種有毒物質，就千萬不能食用了。

(三) 裂紋蛋

在運輸、儲存及包裝等過程中，由於震動、擠壓等原因，會使有的雞蛋造成裂縫、裂紋。這種蛋很易被細菌侵入，若放置時間較長就不能食用。

(四) 臭雞蛋

臭雞蛋往往是由於細菌侵入雞蛋內大量繁殖，導致雞蛋變質，使蛋殼呈烏灰色，甚至使蛋殼因受內部硫化氫氣體膨脹的緣故而破裂，而蛋內的混合物呈灰綠色或暗黃色，並帶有惡臭味。若食用此種蛋，容易引起細菌性食物中毒。

(五) 發霉蛋

有的雞蛋遭到雨淋或受潮，會破壞蛋殼表面的保護膜，使細菌侵入蛋內引起蛋液發霉變質，致使蛋殼上有黑斑點並發霉，這種蛋也不能食用。

(六) 散黃蛋

散黃蛋是因存放時間過長，被細菌或黴菌經蛋殼氣孔侵入蛋體內，而破壞了蛋白質結構造成散黃，使蛋液稀且渾濁；或者是運輸等激烈振盪，蛋黃膜破裂，造成機械性散黃。若散黃不嚴重，無異味，經煎煮等高溫處理後仍可食用。但如果細菌在蛋體內繁殖，蛋白質已變質，有臭味了就不能再吃。

溫馨提示：

⊕ 雞蛋不能洗後再儲存，否則很容易壞掉；

⊕ 有臭味的雞蛋不能食用，那樣容易中毒；

⊕ 一旦雞蛋發生破裂，就不宜久置了。

九、克服上班路上的壞習慣

上班的路上，在乘坐公車、地鐵等交通工具的同時，你是不是習慣在車上看書、看報、吃東西或者小睡一會兒呢?可能這些對我們來說已經習以為常了，可是很少有人考慮到這些小習慣其實對健康十分有害。

(一)不要在車上看書

每天上下班有兩個多小時花費在路上，想起來是不是覺得很心疼?所以您就想要盡可能的利用這個時間，比如看書、看報、看雜誌等。殊不知，在晃動的車上讀書看報是典型的用眼不健康行為，所以建議你就是再珍惜時間也要盡量避免在車上看東西。

我們的眼睛之所以能看清楚遠近不同的物體，是由於眼睛睫狀肌的調節。在看距離相對固定的物體時，人眼睫狀肌的收縮和伸張才能保持相對穩定，眼睛也不容易感到疲勞。如果物體總是處於晃動狀態，為了看清目標體，眼睛的睫狀肌就要被迫不停的進行調節，極易導致眼睛疲勞，暈車、頭暈的發生幾乎是必然的。

有時候，在車上看完書眼睛非常累，好多人就喜歡用手揉一揉眼睛，這樣做更是不健康。如果你的眼睛感到非常疲勞，不妨做做眼睛保健操來促進眼睛周圍血液循環，還可以點些眼藥水增加眼睛濕潤度。

(二) 不要在車上睡覺

也許你家距離公司很遠，你必須要天天晚睡早起，所以你經常利用上班路上的時間補覺，但這對健康十分有害。

人的睡眠大致分為「非快速眼動睡眠」和「快速眼動睡眠」兩個階段，在前一個階段中，又可以分為「淺睡眠」和「深睡眠」兩個過程，這兩個過程在睡眠中循環多次。只有在睡眠中經歷了幾個「深睡眠」過程後，人的疲勞才會得到充分的消除。

但是我們知道，在車上睡覺、打瞌睡、補覺等等，很容易受到各種因素的干擾，比如說車體的晃動、光線的刺激、聲音的影響、空間的狹窄——這些都不容易使你進入「深睡眠」狀態。而「淺睡眠」狀態下的休息，無法充分恢復身體的疲勞。所以有時候你會抱怨：「在車裡睡了一覺後，反而覺得更腰酸腿疼、疲乏無力了。」

而且，也許你不知道，在車上睡覺，還容易導致落枕和感冒。脖子歪向一邊睡覺，容易使一側的脖子肌肉疲勞，產生落枕。另外，車門開關、風扇吹動，一不小心就容易著涼，嚴重的還會導致顏面神經麻痺。有些人顏面神經麻痺短時間內可自然恢復，有些就再也不可逆轉了。

所以說，我們白天疲勞的時候小睡一段有助於體能的恢復，但是盡量不要選擇在車上睡。

(三) 路上吃早餐

有一位營養專家這樣說：「一般來說，在路上、車上吃的早餐不會有什麼營養。不是麵包、漢堡、點心、餅乾一類順手能拿來的速食，不然就是煎餅、油條之類的馬路早餐。天天吃這樣的食品，營養搭配根本談不上均衡，而且在路上吃早餐極不衛生。」

路邊灰塵大，無論是在等車的時候站在馬路邊吃，還是在車上吃，吃進去了早餐，也吃進去了塵土和廢氣。冬天連著冷空氣也吃進去，更容易引發胃腸道不適，導致腹痛、腹瀉的發生。

其實，吃早餐沒必要非要用在路上的那一會兒時間，要盡量在室內用完早餐，家裡不行的話就在辦公室。另外，從營養均衡的角度來講，如果早餐吃的是速食，中餐和晚餐還要注意補充一些早晨沒有攝入的營養，比如可以多吃些水果、蔬菜，多喝些湯或牛奶。

溫馨提示：

⊕ 在公車上看書傷害眼睛，且容易造成疲勞；

⊕ 眼睛特別疲勞時，可以做做簡單的眼保健操；

⊕ 在車上睡覺，越睡越沒精神；

⊕ 盡量在室內用早餐；

⊕ 中餐和晚餐要注意補充早餐中缺乏的營養。

十、正確使用消毒劑

消毒劑在日常生活中應用得越來越廣，但由於其本身是有一定毒性的，使用不當就會對人和環境造成傷害。如某些消毒劑所生成的有機氯化物在很低的濃度下就會對人體健康造成影響，有時單位含量十億分之幾，連一般設備都查不出來的情況下就有可能已經對健康產生了危害。

有關研究表明，消毒劑對環境的不良影響主要是因為使用時生成的有機氯化物，這些物質對人體具有致癌、致突變、致畸形等作用。因此，我們要盡量選擇環保型的消毒劑，比如說二氧化氯、雙氧水、臭氧等，它們整體來講對環境的影響會小些。

在使用過程中，我們應該嚴格以使用說明書為準，調配濃度應按說明書的規定配製。濃度過低，時間過短，達不到殺菌消毒的要求；濃度過高，時間過長，則會增加毒性，加重對人體皮膚黏膜的刺激性，濃度較高的過氧乙酸還會灼傷皮膚，腐蝕金屬物品，對環境造成不必要的汙染。有機物對消毒劑的消毒效果有一定影響，對含有機物較多的消毒物件消毒時，應適當增加濃度，例如對使用過的餐具、膿血便汙染過的物品及排泄物、分泌物的消毒。

使用消毒劑時一定要仔細閱讀使用說明書中的注意事項，例如有的消毒劑對金屬有腐蝕作用，或對有色織物有漂白作用，對這些物品的消毒就應慎用。對親膚的消毒劑，在配製和使用時應該戴上手套。對有刺激性氣味的消毒劑如過氧乙酸等，在進行空氣噴霧消毒時，一定要戴上防護眼罩和口罩，消毒之後，應打開窗戶進行通風，過一段時間後人才可以進入。

對於隨時調配的消毒劑，要一次用完，不要連續多次使用。粉劑、顆粒、片劑的固體消毒劑在開封用過後，應密封好，置於乾燥處保存，防止潮解失效。易燃、易爆的消毒劑如乙醇、過氧化氫等，應遠離火源。消毒劑應放在兒童觸及不到的地方，以免誤食、誤傷。

此外，消毒劑的有效期限也不可忽視，超過有效期限的產品達不到殺菌消毒的要求，不可繼續使用。

我們建議，對於家庭來講，最好還是不要大量使用化學消毒劑，而應該多採用物理方法進行消毒，比如靠空氣流通和勤洗手阻斷病毒的來源，而對空氣消毒是在出現有傳染病人的情況下才有必要。

溫馨提示：

⊕ 消毒劑在正常情況下都應該稀釋後再使用；

⊕ 用於空氣、物體表面、衣物、食品或者環境等不同目的，要選擇不同種類消毒劑；

⊕ 沒有指明可用於食品的，不要用於食品消毒；

⊕ 使用消毒劑前一定仔細閱讀說明書。

十一、馬桶要記得先蓋後沖

馬桶是排泄髒物的工具，也是我們每天必須使用的東西。如果不掌握正確的使用和清洗方法，它就很有可能成為產生疾病的罪魁禍首，下面是有關馬桶使用與清潔應該注意的事項：

(一)沖馬桶一定要蓋上蓋子

馬桶內有很多細菌，所以我們在沖馬桶時一定要蓋上蓋子。據紐約大學的研究指出，如果沖水時馬桶蓋打開的話，馬桶內的瞬間氣旋最高可以將病菌或微生物帶到六公尺高的空中，並懸浮在空氣中長達幾個小時，進而落在牆壁和物品上。在大部分家庭的廁所裡，不光是有如廁用具，還有一些與洗漱、淋浴有關的物品，如牙刷、漱口杯、毛巾等。這些物品是最容易受到懸浮在空氣中的細菌汙染的。因此，我們應該養成沖水時蓋上馬桶蓋的習慣。

(二)重點清洗馬桶座墊

曾有一份實驗報告指出，如果將一億個脊髓灰質炎病毒投入馬桶內，濺到座圈上的病毒竟有三千多個。有一位公共衛生學院的教授做了一項調查也發現，有百分之三十二的馬桶上有痢疾桿菌，其中一種名為「宋內氏志賀氏菌」的痢疾桿菌在馬桶座墊上存活的時間可長達十七天。如果在馬桶上套個絨布座墊的話，就更容易吸附、滯留排泄汙染物，使馬桶傳播疾病的可能性更大。

由於馬桶座墊細菌多且與人們的皮膚接觸最「親密」，因此要成為重點的清洗物件。每隔一兩天用稀釋的家用消毒液擦拭，最好不要用布製的座墊，如果一定要使用的話，應經常清洗消毒。如果條件允許，可以換一個具有抗菌功能和防濺設計的坐便器。

(三) 及時清洗馬桶內的髒物

馬桶是用來排泄尿液與糞便的工具，有時難免會在沖水後仍留有殘留，這個時候就一定要用馬桶刷及時清除乾淨，否則容易形成黃斑汙漬，為滋生黴菌和細菌製造條件。在清洗的時候，要把馬桶座墊掀起，用潔廁劑噴淋內部，數分鐘後使用刷子將馬桶徹底刷洗一遍，包括馬桶內緣和管道口深處。另外，我們也可以在水箱中放置投入式自動潔廁劑或掛式消毒錠，透過每次沖水達到清潔、除垢、消毒除菌的效果。

(四) 盡量不設垃圾桶

我們往往會擔心把衛生紙丟進馬桶內會造成堵塞，所以都會在馬桶邊設一個垃圾桶，存放使用過的衛生紙。這種習慣並不好，因為這樣會造成細菌隨空氣散播，再加上很少有人能做到隨時清理，至少都會存放一兩天，而時間越長，滋生的細菌就越多。

其實，只要衛生紙不是太厚，丟進馬桶後一般都能在水中很快變軟並隨水沖走，很少會造成堵塞，所以我們應當盡量不在馬桶旁放置垃圾桶。如果一定要用，也要選帶蓋子的，以防細菌散播，並及時處理用過的衛生紙。

(五) 保持馬桶刷的清潔乾燥

我們往往需要使用馬桶刷來保持馬桶清潔，但如果不注意馬桶刷的清潔和乾燥，它也會成為汙染源。由於每次刷完汙垢，刷子上難免會沾上髒物，我們最好是隨手再沖一次水，將其沖洗乾淨，把水瀝乾，噴灑消毒液，或定期用消毒液浸泡，並放在合適的地方，不要隨便放在角落裡，也不要放在不透風的容器裡，最好是掛起來。

溫馨提示：

⊕ 沖馬桶時一定要蓋上蓋子；

⊕ 盡量不要在馬桶旁設置垃圾桶；

⊕ 馬桶刷要保持清潔乾燥，以防止它成為汙染源。

第二部分　飲食習慣

十二、早餐要吃得像皇帝

早餐對人體的健康非常重要。如果不吃早餐，胃裡沒有食物可以消化，整個上午的精力都會比較差，而且還會患上某些腸胃疾病。因為人在睡眠的時候，胃裡仍會分泌少量胃酸，如果不吃早餐，胃酸就會因為沒有食物中和而刺激胃黏膜，導致胃部不適，久而久之就會引起胃炎、潰瘍等。同時，如果你沒有吃早餐的習慣，那麼你只得動用體內儲存的肝糖和蛋白質來供給身體所需的營養物質，時間長了，會導致皮膚乾燥、長皺紋和貧血等，加速人體的衰老。所以不管工作有多忙，早餐是一定要吃的。

早餐所提供的能量和營養素在全天的攝取中占有很重要的地位，國外的很多專家透過研究發現，如果早餐攝入的營養不足，即使在其他餐次中吃得再好，營養也很難得到補充，嚴重時甚至還會造成營養缺乏之症，如營養不良、缺鐵性貧血等，有一句話說「早餐皇帝大」就是這個意思。

但是，在一項調查中發現，雖然有百分之九十以上的人有吃早餐，但如果用早餐的營養品質去評價就會發現，差不多有一半以上的人早餐品質是比較差的，僅僅用稀飯、饅頭、豆漿、油條、牛奶、麵包等食物應付一下，長久如此，低品質的早餐仍然會對身體健康產生損害。

因此，我們提倡在吃早餐時把握以下原則：

(一) 就餐時間

一般來說起床後二十到三十分鐘再吃早餐最合適，因為這時人的食慾最旺盛。另外，早餐與午餐以間隔四到五小時左右為好，也就是說早餐在七、八點之間吃最好。如果早餐過早食用，那麼數量應該相應增加或者將午餐時間相應提前。

(二) 保證水分

早餐要攝入至少五百毫升的水分，既可以幫助消化，又能為身體補充水分，排除廢物，降低血液黏稠度。起床後先喝一杯淡蜂蜜水或白開水滋潤腸胃是養生的祕訣之一。如果早上進行體育鍛鍊，最好先喝水，然後再出門鍛鍊。

(三) 容易消化

早餐的食物必須容易消化，要做到營養豐富又不過於油膩。特別要注意食物不宜過涼，因為涼的食物會降低腸胃的消化能力。

(四)營養搭配

這是早餐中最重要、最值得關注的原則。早餐講究營養搭配，也就是要求做到主副相輔、葷素搭配。

蔬菜水果少是早餐營養結構搭配不合理的最大問題。我們平常吃的早餐多數是酸性食物，比如雞蛋、油條、牛奶等，而蔬菜、水果屬於鹼性食品，所以只有吃點蔬菜、水果，才能做到膳食酸鹼以及各種營養素的平衡。

追求早餐的品質，最重要的一點就是要講究食物營養組合的合理性，營養學專家根據早餐食物的種類制定了一種評價早餐品質的方法。首先，按照膳食金字塔的分類方法把食物分為穀類、肉類、奶類和果蔬類，如果能全部食用這四類，則為早餐營養充足；食用了其中三類則為早餐品質較好；食用了其中二類或者少於二類就算早餐品質較差。比如說如果早餐為油條、醬油豆腐、雞蛋粥，就少了維生素、鈣、鐵等營養，而且含鹽量過高，所以應該添加黃瓜一類的蔬菜。

依據這一方法，營養專家為我們推薦了幾個營養早餐方案：

一、一份春捲、一杯豆漿、一塊西瓜；

二、一個雞蛋、一碗麵條、一個桃子、一杯優酪乳；

三、一份瘦肉炒米粉、一杯牛奶、一根香蕉。

溫馨提示：

⊕ 早餐一定要吃；

⊕ 上午七到八點是吃早餐的最好時間；

⊕ 早餐要攝入至少五百毫升的水分；

⊕ 早餐要多食用易消化的食物；

⊕ 早餐營養搭配的四要素是：穀類、肉類、奶類和蔬果類。

十三、主食太少危害多多

營養學家明確指出，碳水化合物的攝入不得低於人體攝入總量的百分之五十五，如果低於這一標準，就會對身體產生極大危害。但是，越來越多年輕人由於害怕發胖，都選擇少吃或不吃主食。有的三口之家一頓飯吃不完一個饅頭，一個月吃不了十公斤糧食。根據營養調查結果顯示，在一些比較富裕的家庭中，動物性食物的消費量已經超過了穀物類的消費量。

營養專家認為，這種飲食結構提供的能量和脂肪過高，膳食纖維過低，對一些慢性疾病的預防不利。人體能量有三大來源——碳水化合物、脂肪和蛋白質，它們的合理配比應當是：碳水化合物不得低於百分之五十五，脂肪不得高於百分之三十，蛋白質占百分之十五左右。營養學會製作的「居民平衡膳食金字塔」提倡食物多樣化，但將以澱粉為主的穀物類食物作為金字塔的最底層，建議成年人每人每天的基礎食用量是三百克。若食用主食太少，對身體產生的危害極大，具體表現為：

（一）主食不足臉色難看

主食不足，身體所需要的碳水化合物也就不足。而碳水化合物具有解毒功能，一旦缺乏，血液中有毒廢物不能及時排除，就會造成膚色黯淡、臉色難看。

（二）主食太少危害腦健康

主食類食物攝入過少，而動物性食品攝入過多，對大腦健康的危害更加嚴重。動物脂肪在碳水化合物不足的情況下代謝不完全，會使血液中積聚有毒的廢物——酮，它能引起噁心、疲勞以及損害腦部健康。近年來，腦部疾病的發病率明顯上升，與不以穀物為主食、動物性食物攝取量激增有很大關係。

(三) 主食太少易脫髮

主食攝入不足，容易導致氣血營養虧虛，腎功能得不到有效發揮，腎氣不足。從養生學的角度出發，頭髮的生長與脫落、潤澤與枯槁都與腎中精氣的盛衰有關，腎氣盛的人頭髮茂密有光澤，腎氣不足的人頭髮易脫落、乾枯、變白。而且，主食吃得少了，食肉必然增多。研究表明，肉食攝入過多是引起脂溢性脫髮的重要「幫兇」。

進食主食太少的危害有很多。為了保證身體的健康，我們每天必須得進食一定量的主食。如果採攝氏二到四度條件下保存一段時間，就會轉變成不易被人體吸收的減肥食品。

這是因為，主食中的澱粉粒在攝氏六十到八十度的情況下，會在水中溶脹、分裂，形成均勻糊狀溶液，稱為糊化作用，也就是平時煮飯、蒸饅頭的過程。糊化澱粉易被酶消化，為人體所吸收。但是，糊化後的澱粉長期放置在水分含量為百分之三十到百分之六十及溫度保持攝氏二到四度時會變成不透明，甚至產生沉澱的現象。吃了這種老化的食品後，其中的澱粉充填在胃中，一方面不被吸收，另一方面卻減少了饑餓感。這樣做，主食中的蛋白質幾乎沒有損失，其中的主要維生素B也因其穩定性較強損失甚少。所以，這個簡單易行的方法只是降低了熱量的吸收，而不影響其他營養成分的吸收利用。

溫馨提示：

⊕在所有主食中，玉米的營養價值和保健作用是最高的；

⊕餐桌上的主食也應粗細搭配，品種多樣，喜食精白米麵的家庭不妨添點粗糧和雜糧；

⊕主食烹調時要防止營養素的流失，白米的淘洗次數不宜過多，忌用力搓洗，忌用流水沖洗和熱水淘洗。

十四、改掉飯後的壞習慣

我們身體需要的營養和能量要靠吃飯才能得到補充，但並不是把食物吃下肚就萬事大吉了，有些飯後的壞習慣會影響我們對食物的消化和營養的吸收。因此，瞭解這些壞習慣，走出認知的誤區對於我們身體的健康至關重要。

(一)飯後百步走

飯後百步走只適合於平時活動較少、尤其是長時間伏案工作的人，以及形體較胖或胃酸過多的人。這些人如果飯後散步二十分鐘，有助於減少脂肪堆積和胃酸的分泌，有利於身體健康。但對於老年人來說，剛吃完飯就走動無益健康，特別是對於患有冠心病的老年人來說，餐後胃部膨脹可反射性的引起冠狀動脈收縮，造成心肌供血減少。因此，老年人餐後可適當休息，以改善心肌供血功能。另外，體質較差尤其是患有胃下垂等病的人，應該選擇在飯後平臥十分鐘。

(二) 飯後急著喝茶

如果飯後立即喝茶，茶水會沖淡胃液，影響胃內食物的正常消化，甚至有可能患上貧血症，因此應等待一小時後胃內食物消化得差不多時再飲用茶水。

(三) 飯後馬上吃水果

食物進入胃裡需要一到二小時的消化過程，如果人們在飯後立即吃水果，容易造成其在胃內阻滯，不能正常消化。水果在胃內停留時間過長，極易腐敗變質。因此，最好在飯後一到二小時再吃水果。

(四) 飯後刷牙

牙冠的表面有一層琺瑯質，剛吃過飯後，尤其是食用了酸性食物後，琺瑯質會變鬆軟。這個時候刷牙，勢必造成琺瑯質的流失。牙齒的琺瑯質減少，容易患上牙齒本質過敏症，吃東西時牙齒就會出現酸、痛症狀。因此，進食後最好先用清水漱口，待一到二個小時後再刷牙。

（五）飯後抽菸

進食以後，消化系統立刻全面運動起來，進行消化和吸收等各種生理活動。此時人體內的胃腸蠕動十分頻繁，血液循環加快了，全身毛孔也都張開。如果在這個時候抽菸，肺部和全身組織吸收煙霧的力度大大加強，其他生物鹼類物質也會大量進入人體，無疑給人體機能和組織帶來比平時大得多的傷害。

（六）飯後就洗澡

飯後洗澡，體表血流量會增加，胃腸道的血流量便會相應減少，從而使腸胃的消化功能減弱。

（七）飯後就睡覺

飯後就睡覺會使大腦的血液流向胃部，由於血壓降低，大腦的供氧量也隨之減少，易引起心口灼熱及消化不良，還會發胖。如果血液原已有供應不足的情況，這種靜止不動的狀態極易招致中風。

（八）飯後開車

這是因為人在吃飯以後，胃腸對食物的消化需要大量的血液，容易造成大腦器官暫時性缺血，從而導致操作失誤發生車禍。

（九）飯後鬆褲帶

飯後放鬆褲帶，會使腹腔內壓下降，這樣對消化道的支持作用就會減弱，而消化器官的活動度和韌帶的負荷量就要增加，容易引起胃下垂，出現上腹不適等消化系統疾病。

溫馨提示：

⊕ 飯後散步強度不宜過大；

⊕ 許多活動最好是在飯後一到二小時後進行；

⊕ 不要飯後馬上進行房事；

⊕ 飯後抽菸的危害比平時大十倍。

十五、晚餐少一口，能活九十九

工作了一天的你，一定想著晚上回家要好好大吃一頓。但專家提醒我們，這種想法是不正確的。俗話說「晚飯少一口，能活九十九」，這是很有科學道理的。現在很多家庭的晚餐都十分豐盛，雞鴨魚肉擺滿餐桌，這些食物大多都是高蛋白、高脂肪、高熱量的，食用過多會給我們的健康帶來諸多隱患。

（一）晚餐與多夢

能吃上一頓豐盛的晚餐一定讓勞累了一天的你感到非常愜意，但你知道嗎，晚餐如果吃得過飽，會使鼓脹的胃腸對周圍器官造成壓迫。胃腸、肝、膽等在飽餐後的緊張工作中，會產生各種資訊，並將這些資訊傳給大腦，使大腦細胞活躍起來，這時就會誘發各種各樣的夢。而做夢常使人感到疲勞，時間長了，很容易引起神經衰弱等疾病。

（二）晚餐與肥胖

晚餐吃得過飽一直都是引發肥胖的「罪魁禍首」之一。因為吃得過多，血糖和血中胺基酸及脂肪酸的濃度就會增高，從而促進胰島素的分泌，而人們在晚上活動又比較少，熱能消耗比較低，產生的多餘熱量就會在胰島素的作用下大量合成脂肪，造成肥胖。所以，如果你想擁有健康苗條的身材，記得一定要適量的吃晚餐。

(三) 晚餐與冠心病

如果晚餐攝入過多熱量，就會引起血膽固醇增高，還會刺激肝臟製造低密度和極低密度脂蛋白，把過多的膽固醇運載到動脈壁堆積起來，成為誘發動脈硬化和冠心病的又一大原因。

(四) 晚餐與尿道結石

醫生認為，結石與進食晚餐太晚有關。據測定，人體排尿的高峰一般在飯後的四到五小時內，如果晚餐吃得過晚，排尿高峰期正處於睡眠狀態，尿液就會滯留在膀胱中，久而久之，就會形成尿道結石。

(五) 晚餐與高血壓

你的晚餐常常很豐盛，對嗎？魚、肉、蔬菜，應有盡有。如果是這樣，那麼你一定不知道進食肉類過多，不僅會增加胃腸負擔，而且還會使血壓迅速上升。人在睡眠時，血流速度大大減慢，大量的血脂就會沉積在血管壁上，從而引起動脈硬化，誘發高血壓。據實驗表明，晚餐經常吃葷食的人，要比經常吃素食的人血脂高二到三倍，而本身就患有高血壓或肥胖病的人，患病的機率就會更大。

看了這些，你是不是都不知道晚餐該吃什麼了呢？不用著急，其實合理的晚餐很簡單，最重要的一條就是少吃一點，一般晚餐所供給的熱量以不超過全天膳食總熱量的百分之三十為佳。

晚餐最好是早點吃，這是營養專家向人們推薦的保健良策。一般來說，晚餐的時間最好安排在下午六點左右，盡量不要超過晚上八點。同時，晚餐後四個小時內不要睡覺，這樣可使晚上吃的食物得到充分的消化和吸收。

此外，晚餐還要素吃，一般以富含碳水化合物的食物為主，並多吃一些新鮮的蔬菜，盡量少吃過多的蛋白質、脂肪類食物。同時要盡量少吃麵食，適當吃些粗糧。晚上盡量不要吃水果、甜點以及油炸食物，更不要喝酒。因為酒精在夜間會阻礙人體的新陳代謝，導致睡眠不好。

溫馨提示：

⊕ 晚餐不要吃飽，以覺得合適為度；

⊕ 晚餐要注意葷素結合；

⊕ 晚餐時間最晚不要超過晚上八點。

十六、先吃菜，後敬酒

在我們的生活中，各種交際應酬是少不了的。在餐桌上，大家興高采烈，為表示「交情好」，往往是先乾一杯再說，大家常聽到的「交情深、一口悶」就是這個意思。但是，這種用餐飲酒的習慣是不正確的，正確的做法應該是先吃菜，後敬酒，一定要避免空腹飲酒。

儘管科學研究證明，每天飲用二十五毫升以下的白酒或相同酒精含量的紅葡萄酒，對人的心臟具有保護作用。但如果是空腹飲酒，即使酒量不多，對人體也十分有害。酒下肚，其中的酒精百分之八十是由十二指腸和空腸吸收，其餘的由胃吸收，一個半小時的吸收量可達百分之九十以上。飲酒後五分鐘，人的血液裡就有了酒精，當一百毫升的血液中酒精含量在二百到四百毫克時，就會產生明顯的中毒；四百到五百毫克時，就會引起大腦深度麻醉甚至死亡。所以，空腹飲酒對人體危害極大。而且，空腹時胃裡沒有食物，時間長了還會引起潰瘍病。

飲酒有損健康，如果能夠選擇理想的佐菜的話，那就既可飽口福，又可減少酒精之害。從酒精的代謝規律看，最佳佐菜當推高蛋白和含維生素多的食物，如新鮮蔬菜、鮮魚、瘦肉、豆類、蛋類等。注意，切忌用鹹魚、香腸、臘肉下酒，因為此類燻臘食品含有大量色素與亞硝胺，會與酒精發生反應，不僅對肝臟不好，而且會損害口腔與食道黏膜，甚至誘發癌症。

另外，需要注意的是，做過胃切除手術的人，由於酒入胃後吸收快，應注意飲酒不要過量，以免發生急性或慢性酒精中毒。

溫馨提示：

⊕ 空腹飲酒損害健康，在飲酒前一定要吃些東西；

⊕ 飲酒的最佳佐菜是含高蛋白和含維生素多的食物；

⊕ 做過胃切除手術的人應盡量少飲酒。

十七、水煮魚片好吃不可貪

水煮魚片以其特有的麻辣口感、濃重的顏色和油汪汪的魚片，大大刺激了人們的食慾，成為很多人上川菜館愛吃的一道菜。但是，水煮魚片味道雖好，卻不能多吃。許多人吃水煮魚片後會有臉上長小痘痘、上火、胃部不適或其他症狀，這都是因為水煮魚片自身的成分所造成的。

首先，水煮魚片中鹽的用量遠遠超出人體每天正常的攝取量，而過多食用食鹽容易產生緊張情緒、血壓升高，還能影響血管的彈性；其次，水煮魚片放有超量的辣椒，這會對消化道產生強烈刺激，容易或者誘發潰瘍，而且容易導致皮膚生成深部膿瘡，影響臉部容貌；再者，水煮魚片中含有大量熱量和油，食用過量，人體的脂肪含量也會隨之增加。而且，烹製水煮魚片所用的油因反覆加熱，破壞了魚體內的營養成分，人食用後無法正常吸收所需的營養物質；最後，水煮魚片濃重的麻辣口味大大刺激人的味覺神經，唾液、胃液分泌增多，胃腸蠕動加速，使人興奮，從而使人味覺疲勞，產生依賴感，越吃越想吃。這就是為什麼有些人迷上水煮魚片的緣故。

從營養攝取的角度來看，常吃水煮魚片也是不宜的。水煮魚片中配菜單一，除了魚肉，蔬菜通常只有豆芽一種。長期食用，會導致膳食營養不均衡。

溫馨提示：

⊕ 水煮魚片是高蛋白、高熱量的食物，要注意搭配蔬菜、水果；

⊕ 因為吃水煮魚片造成排便不暢時最好多喝茶，也可吃蘿蔔通氣；

⊕ 吃完水煮魚片後，應該配合菊花茶化解一下火氣；

⊕ 如果常吃水煮魚片，每天應至少喝一公升的水來緩解火氣。

十八、學會「自討苦吃」

酸、甜、苦、辣、鹹是不同類型的五種味道。不同的味道受不同人的喜歡，比如說孕婦喜歡吃酸的，江浙人愛吃甜的，四川人和湖南人愛吃辣的，北方人口味則偏鹹一些，但是卻很少聽說有人特別喜歡吃苦味的。

其實這也能理解，有誰願意自討苦吃呢。但是，中醫上卻說「慎和五味，五臟安和」，意思就是說在日常飲食中注意酸、甜、苦、辣、鹹五種性味食物的合理調配，這樣才能有益健康。可見，如果一味拒絕苦味也並不是一件好事。好多苦味食品都是富有營養和保健價值的。比如說，日常生活中用槐花泡茶喝，就能夠起到清肝明目、降壓、防止血管脆裂的功效；魚腥草味苦但能夠清熱瀉火、解毒、排膿，是治療化膿性皮膚病、肺部感染、肺膿瘍的有效藥物。

根據現代醫學的研究證明，「吃苦」能起到調節陰陽的保健作用，而對於患有高血壓、肥胖、便祕、中暑、風熱喘咳等的人來說，也都有較好的輔助治療作用。整體來說，「自討苦吃」主要有以下益處：

(一)可促進食慾

苦味可刺激舌頭的味蕾，啟動味覺神經，也能刺激唾液腺，增進唾液分泌，同時還能刺激胃液和膽汁的分泌。這一系列作用結合起來，便會增進食慾、促進消化，對增強體質、提高免疫力有益。

(二)可泄熱、排毒

中醫學認為，苦味屬陰，有疏泄作用，對於由內熱過盛引發的煩躁不安有泄熱寧神之作用。「吃苦」也可以退燒，能使體內毒素隨大、小便排出體外，尤其可使少兒不生瘡癤，少患其他疾病。

(三)改變五味失衡

人體對食物的酸甜苦辣鹹五種味道的需求大致是平衡的，平時攝取的鹹、甜之味過多，容易引發多種疾病，造成體質不佳，抵抗力下降。為了改變五味失衡的狀況，應該多吃些苦味食品。

(四)可清心健腦

中醫學認為，苦味食品可以除去心中煩熱，具有清心作用，使大腦更好的發揮功能。帶苦味的食品中均含有一定的可可鹼和咖啡因，食用後可以醒腦，從而恢復精力。

(五)可促進造血功能

苦味食品可促進造血功能?的確是這樣的。因為苦味食品可使腸道內的細菌保持正常的平衡狀態，這種抑制有害菌、幫助有益菌的功效，有助於腸道發揮功能，尤其是腸道和骨髓的造血功能，改善貧血狀態。

有了以上的認識，在日常飲食中，我們就應該注意選擇苦味食品，合理食用。一般來講，苦味食品以蔬菜和野菜居多，如萵筍、生菜、芹菜、蘿蔔葉、茴香、香菜、苦瓜、苜蓿等;在糧食作物中，包括蕎麥、莜麥等;在乾鮮果品中，有蘋果、杏、荸薺、杏仁、黑棗、薄荷葉等。另外，食藥兼用的五味子、蓮子芯等也屬苦味食品，這些用沸水浸泡後飲用效果更好，其中五味子適用於冬春季飲用，而蓮子芯適用於夏季。

當然了，我們開了「苦」戒也不能就無所節制，需要注意的是，「吃苦」一次食用不宜過量。中醫學認為，苦寒的東西都傷胃。如果人體脾胃虛寒，容易拉肚子，四肢消瘦，體質虛弱，就不能大量食用苦寒之藥。另外，苦寒藥多苦燥，傷津耗液，陰虛體質的病人好舌乾、口渴、咽乾，也不宜多吃苦味食品，吃多了對體質沒有好的影響。

溫馨提示：

⊕ 女性朋友在孕期、經期和哺乳期要避免過量吃苦味食物；

⊕ 杏仁和銀杏含有毒素，這兩種食物都要加熱成熟食或購買加工好的成品，切不可生吃；

⊕ 苦味涼茶分沖泡和煎煮兩種類型，決明子、麥冬以及花類涼茶可以直接沖泡飲用，而屬於草藥類的舌上柏、崗梅根則需要像熬中藥那樣用非金屬器皿煎湯以飲用。

十九、「男奶女漿」有道理

醫學專家對三千餘名中老年男人進行了長達二十二年的研究發現，在喝牛奶的男人中，血栓栓塞性中風的危險明顯低於不喝牛奶者。喝牛奶對於中老年女子也有好處，但好處不如男人那麼明顯。而喝豆漿對男女來說，效果則恰恰相反。因而，人們常說的「男奶女漿」是很有道理的。中老年男女每天各有側重的喝牛奶和豆漿，兩者兼得，對身體健康大有裨益。

（一）關於喝奶

牛奶一向被營養學家稱為「白色血液」，已經分析出的營養成分就有一百多種，其中含有人體所需要的全部營養物質，如蛋白質、脂肪、乳糖、維生素和多種礦物質等。而且，牛奶裡的鈣磷比例搭配合理，特別容易消化吸收，是人體鈣的最佳來源。喝牛奶還可以預防小兒佝僂病和中老年人的骨質疏鬆症。

牛奶雖然很好，可是，有些人喝牛奶會覺得不舒服，並且會肚子脹痛，有的時候還會拉肚子，專家把這種現象叫做乳糖不耐受症。現在市面上出現了一種低乳糖的牛奶，因此這種體質的人再也不用為喝牛奶而發愁了，而且還可以喝優酪乳。

有的人把優酪乳叫做「腸道清道夫」，它不僅可以抑制體內有害菌的繁殖，促進有益菌的生長，而且還可以預防和治療腹瀉，增強人體的免疫力，減少人體對抗生素耐藥性的產生。總而言之，優酪乳是一種老少皆宜的保健食品，平常多喝一點兒好處多多。

那麼，什麼時間喝奶比較合適呢？一般來說，早晚各一杯最好。早晨喝保證營養，工作起來精力充沛；晚上喝有助於睡眠。但是，牛奶最好不要空腹喝，而應該加點麵包、饅頭，這樣可以讓牛奶在胃裡停留的時間長一點，更容易消化吸收。常喝牛奶可以調節緊張情緒，鎮靜安神，對高血壓、心血管疾病也有輔助的治療作用，還可以預防癌症。

(二)關於喝漿

豆漿中含有大量的抗氧劑、礦物質和維生素，還有一種牛奶中沒有的植物雌激素——大豆苷元。這種物質可調節女性內分泌系統功能，並能抑制雌激素依賴性癌細胞的生長繁殖，降低血液中的膽固醇，防止動脈硬化。每天喝五百克豆漿對內分泌系統有良好的調節作用，可以明顯改善心理狀態，避免乳腺癌、子宮癌的發生，同時有延遲衰老和預防心腦血管疾病的作用。

大豆營養豐富，但是只有透過充分加工，這些營養物質才能被人體吸收。比如，乾炒大豆時人體對蛋白質的消化率僅為百分之四十八，整粒煮大豆時消化率提高到百分之六十五，而經過水泡、碾磨、做成豆漿、充分加熱之後，大豆蛋白的消化率則可以一下子提高到百分之九十。

但是有很多人喝完豆漿之後胃會不舒服，或者出現拉肚子的狀況。這一方面是因為煮豆漿的時候沒有煮透，豆漿中所含的胰蛋白酶和皂角素會刺激胃與腸道，從而引起噁心、嘔吐，甚至產生腹瀉。

需要注意的是，豆漿煮到八十度的時候，會出現一種假沸現象。這時候，很多人就誤以為豆漿已經煮熟了，其實，這時還需要繼續煮三到五分鐘，豆漿裡的有害物質才能被破壞，失去活性。另一方面，有些人不適合喝豆漿。所以，豆漿雖好，也要因人而異。

另外，喝豆漿的時候還要注意乾稀搭配，讓豆漿中的蛋白質在澱粉類食品的作用下，更充分的被人體所吸收。如果同時再吃點蔬菜和水果，營養就平衡了。

溫馨提示：

⊕ 中老年男女應每天各有側重的選喝牛奶和豆漿，對自身健康更有裨益；

⊕ 堅持每天早上喝五百克（兩杯）牛奶或豆漿，晚上喝二五十克（一杯）牛奶或豆漿；

⊕ 牛奶和豆漿不能放在一起煮，那樣會把牛奶的營養破壞掉。

二十、吃對水果保健防病

我們都知道，水果中不僅含有豐富的維生素、水分及礦物質，而且果糖果膠的含量也比其他食品高，這無疑給人們的健康提供了充足的營養成分。但是，你可能不知道的是，水果除了能補充各種營養外，還能夠健身防病。因此，我們有必要瞭解不同水果的各種屬性和功效，然後根據自己的健康狀況去選擇水果，避免盲目的食用。

(一)吃蘋果降低膽固醇

蘋果含有大量的多酚及黃酮類物質，這些營養素對預防心腦血管疾病尤為重要。研究證明，堅持每日吃兩個蘋果的人，膽固醇可降低約百分之十六。這對於高膽固醇血症患者，尤為適用。除此之外，多酚還有抑制癌症的功效。

(二)吃香蕉防中風

香蕉中含有豐富的鉀和降血壓的成分，每天吃兩根香蕉，連續一週就可使血壓下降百分之十。美國一位醫學教授研究發現，常吃香蕉可使中風發病率減少百分之四十。另外，吃香蕉還有潤腸通便的功效。

(三)吃葡萄益氣補血

葡萄性平味甘，含糖量高達百分之二十，並含鈣、磷、鐵以及多種維生素，吃葡萄有益氣補血的功效。近年來科學家還發現，葡萄能產生一種植物防禦素白藜蘆醇，具有抗癌功效。

(四)吃草莓健脾生津

草莓氣味芬芳，漿液豐富，富含維生素和礦物質，維生素C含量尤其高。飯後吃幾顆草莓，有助消化、開胃、健脾、生津的功效。近來醫學發現，經常食用草莓對防治動脈硬化和冠心病也有益處。

(五) 吃奇異果可美容

奇異果中含多種胺基酸和礦物質，每百克中含二百毫克維生素C，被人稱做「維生素C之王」。常吃奇異果可使人容光煥發，神清氣爽，並有助消化、增強食慾的功效。近來臨床證實，奇異果還能阻斷體內致癌物質的合成，有防癌作用。

(六) 吃柚子降血糖

柚子味甘性寒，含有豐富的維生素C，有健胃化食、下氣消痰的作用。柚子中糖含量低，且含有能降血糖的類胰島素成分，糖尿病人常吃柚子對控制血糖有利。

儘管不同的水果有不同的好處，但是食用的過程中還是有很多學問的。比如西瓜是一種防暑降溫的好食品，但它性寒，而且水分多，空腹食用將使您的胃液稀釋，容易引起消化不良、食慾減退，所以切記不能空腹食用。

另外，我們在生病的時候不想進食主食，可能會想吃一些水果，但這時你要考慮一下，要吃的水果是否有對自己的病情有害：

一、哮喘病人不宜吃棗等易生痰助熱、有礙脾胃功能的水果；

二、潰瘍和胃酸過多的人不宜吃楊梅、檸檬、李子、番茄等含酸較高的水果，以防延緩潰瘍癒合；

三、便祕和有痔瘡的患者不宜吃山楂、蘋果、柿子，因為這些水果含鞣酸較多，會澀腸止瀉，加重病情；

四、患有貧血的病人也不宜吃含鞣酸較多的柳丁和柿子等水果，因為鞣酸易與鐵質結合，從而會阻礙肌體對鐵的吸收；

五、腎炎、浮腫和腎功能不好的病人不宜吃香蕉，因為香蕉中含有較多的鈉鹽，吃了會加重浮腫，增加心臟和腎臟的負擔。

溫馨提示：

⊕ 吃水果的時間宜在飯後二小時或飯前一小時；

⊕ 吃水果後要漱口，否則殘留在口腔中的發酵糖類物質容易造成齲齒；

⊕ 不要在短時間內進食水果過多，因為那樣會使人體缺銅，從而導致血液中膽固醇增高，引起冠心病。

二十一、多喝白開水有益健康

在我們日常飲用的各種水源中，白開水是最解渴、最能直接補充水分、而且是最有益於健康的。純淨的白開水進入人體後，不僅解渴，而且可以促進新陳代謝，起到調節體溫、輸送營養、清潔體內環境的作用。專家研究發現，白開水的生物活性比自來水高四、五倍，與生物活細胞裡的水十分相似，最易滲入細胞被人體吸收而發揮作用，從而增強機體免疫力，被俄羅斯、美國、日本的科學家稱為「復活神水」。

一般的飲料中多含有糖分，這些糖分在營養學中稱之為「虛卡路里」，即一些毫無營養的熱量。而且，飲料中的糖分被消化吸收後可以導致血糖上升，使人到吃飯時喪失食慾。冷飲對人的消化道造成的刺激特別大，使消化道的血管急劇收縮，血液供應驟然減少，導致上呼吸道感染和胃部不適、腹痛、腹瀉等症狀。

而我們平時飲用的蒸餾水、礦泉水和純淨水等，也無法完全代替白開水。蒸餾水裡的氧含量比蒸餾前大打了折扣；礦泉水中的微量元素具有人體所需要的保健成分，但每個人的身體條件不同，所需微量元素種類和數量也不同，所以礦泉水的微量元素和離子也並非對人人都有益；純淨水在處理過程中不僅去掉了水中的細菌、病毒、汙染物等雜質，也除去了對人體有益的微量元素和礦物質，如鈣、鎂等物質。所以這些飲料都不如白開水對人的身體健康有益，而且多喝白開水可以預防多種疾病：

（一）多喝白開水，可防脫髮

醫學家發現，如果夏天過多食用冰棒、霜淇淋等冷食品，頭髮容易脫落。因此，在盛夏即使很炎熱，也不宜過多食用冰棒、霜淇淋等，正確的方法是多喝些白開水。

（二）多喝白開水，不得腎結石

據醫學上統計，一百個人中大概會有二十五人患腎結石，也有就說有四分之一的人一生中會患腎結石。腎結石是泌尿系統裡面有了「小石塊」，它們主要是由人體代謝物結晶形成的，這些結晶在正常人體內也存在，會隨著尿液排出體外，對人體不會造成任何影響。但是，當人體代謝異常，尿液中的結晶物質就會越積越大而結合成小石塊了，讓患者飽受其苦。

對於絕大多數健康人而言，預防結石的最好方法就是多喝白開水，充分稀釋尿液，將結晶迅速排出體外。

(三)多喝白開水，少得心臟病

美國研究人員發現，每天喝五杯白開水的女性，其心臟病的死亡率比每天僅喝兩杯水的女性要低百分之四十一。白開水對男性心臟的保護作用比女性更甚，每天喝大量白開水的男性，其心臟病死亡率比其他人要低百分之五十四。研究人員說，白開水能迅速被吸收到循環系統中並稀釋血液，因而可以預防動脈栓塞。

另外，我們在飲水的時候，要注意有幾種水是不能飲用的：

(一)生水

即未經煮沸或者未經過濾消毒的水，這種水中含有許多對人體有害的細菌、病毒和寄生蟲，喝了之後易引發胃腸炎、肝炎、痢疾等。

(二)千滾水

即沸騰了很長時間的水，它們不僅會干擾人的胃腸功能，造成腹瀉、腹脹及消化功能紊亂，還可能造成亞硝酸鹽中毒。

(三)不開的水

當水溫達到九十度而不到一百度時，水中的鹵烷含量會明顯增加，經常喝這種水，會增加患膀胱癌、直腸癌的可能性。

(四)重新煮沸的水

其中的亞硝酸鹽含量高，長期飲用會引起亞硝酸鹽中毒。

溫馨提示：

⊕ 口渴的時候盡量喝白開水；

⊕ 飯前不要大量飲用白開水，那樣會沖淡胃液；

⊕ 定期補充白開水，而不要總是依靠飲料。

二十二、飲酒助眠不可取

許多人認為，酒精是一種中樞神經系統抑制劑，所以睡前飲酒有助於更好入睡。但許多專家指出，飲酒助眠是不可取的，酒精對中樞神經系統的抑制作用可能會縮短入睡時間，但酒精的作用會擾亂整個睡眠狀態，出現經常早醒、睡眠品質較低、熟睡時間縮短等問題。

細說起來，飲酒助眠主要有以下害處：

(一)睡前飲酒降低睡眠品質

儘管酒精可以幫助人們快一些入睡，但在入睡後的時間裡，它的作用卻是非常「消極」的。酒後的睡眠與正常生理性入睡完全不同，酒後入睡其大腦活動並未休息，甚至比不睡時還要活躍得多。因而，睡前飲酒多的人在睡眠過程中會頻繁醒來，也就是常說的「睡得不踏實」，且深度睡眠的時間大大減少，而第二天早上醒得卻特別早。

(二)飲酒可導致睡眠呼吸障礙

一些科學家最近進行的大規模調查表明，平常喝酒的人比不喝酒的人更容易出現呼吸道狹窄和打呼的現象，並易患睡眠呼吸障礙。人們普遍認為，睡眠呼吸障礙是肥胖者贅肉太多導致呼吸道變窄所致，而實際上，飲酒也易使人患睡眠呼吸障礙。酒精可以使支撐下顎的肌肉鬆弛，進而使呼吸道處於受阻狀態。因此，減輕睡眠呼吸障礙症狀，不僅要減肥，同時還要注意戒酒。

(三)影響身體消化排毒功能，導致各種病症

睡前飲酒最易導致「胃不和」，影響胃腸消化功能，久而久之對人體會造成諸多危害。而且，酒中含有許多有害物質，如甲醇、雜醇油、鉛等，這些物質進入人體後，要靠肝臟的解毒功能，才能排出體外。白天人體新陳代謝較旺盛，酒中毒素相對容易被排泄（如從汗液和尿中排出），但夜晚飲酒入睡後，人體新陳代謝減慢，肝解毒功能也相應減弱，有害物質容易積蓄，故對健康極為不利。

經常夜飲入睡的人，還可能導致酒精中毒性精神病、神經炎及肝臟疾病等。人體生理節律要順應晝夜陰陽之變化，方能不病。白天屬陽、夜間屬陰，而酒性屬陽，性溫熱。夜主靜，人入睡時，以靜為主，不僅要外靜，且內也要靜，夜間飲酒必然擾陽，陽動則陰也不安，從而會導致人體氣血紊亂，五臟六腑之陰陽失衡。

所以，失眠者切莫以飲酒助眠，應積極尋找病因，以尋求正確的治療。健康的人在夜間入睡前，也切莫在餐桌上貪杯好飲，否則同樣也會損害你的健康。

溫馨提示：

⊕ 失眠者不要借酒入眠；

⊕ 睡前飲酒會導致呼吸道障礙；

⊕ 睡前飲酒會傷害視網膜，阻礙視網膜產生感覺視色素。

二十三、茶飲代替不了泡茶

茶葉營養豐富，經常飲茶有益於身體健康。科學研究發現，茶葉中含有五百多種化學成分，如蛋白質、胺基酸、咖啡因、茶多酚、多種維生素和微量元素。喝茶不僅可以防暑提神，殺菌消炎，消食解膩，強心利尿，更重要的是它對多種疾病有防治作用。比如，經常喝茶可降低血液中膽固醇的含量，預防動脈硬化和癌症。

但是，在目前市場上，一些以茶為飲料的飲品漸漸火了起來，形形色色的茶飲料登堂入室，成了飲料大軍中的重要一支。茶飲料可以說是茶葉的一種深加工，是最近幾年興起來的發展很快的一種新的飲料品種，它是適應不同層次人群需要的一種新產品。

但是，從根本上說，茶飲料不能替代傳統的泡茶飲用的方式和習慣。因為茶飲料雖然含有茶葉的一些有效成分，但是它的營養和作用根本替代不了茶葉。例如在口渴的時候，喝杯茶能解決問題，而茶飲料常常是越喝越渴。

正是由於茶飲料代替不了泡茶，在大都市中，喝茶品茗已成了一種時尚，茶館也成了人們常常光顧的好地方。人們在那裡談天說地，聊聊家常，敘敘舊，有時攜妻帶子，在這裡享受天倫之樂。在這優雅的環境中，看著茶的晶瑩，聞著茶的清香，頓覺心情舒暢。難怪有人說，休閒的最好方式莫過於飲茶了。

但是，飲茶也要有所講究，要不然，不但享不了茶之「福」，還會惹到茶之「禍」。

(一)不要空腹喝茶

比如有的人喜歡早晨起床後空腹喝茶，這對身體沒什麼好處。因為早晨空腹喝茶會沖淡胃酸，不利於消化。而且，茶葉會抑制胃活動而降低食慾，影響早餐進食量。

(二)飯後不要立即飲茶

茶葉中含有鞣酸，它可使蛋白質凝固成顆粒，胃腸對這種凝固的蛋白質顆粒難於消化吸收。而且，食物中的微量元素也容易與茶中的酸、鹼發生反應，形成不溶性鹽，妨礙食物營養成分的利用。

(三)臨睡前最好少飲茶

由於茶葉中含有咖啡鹼、茶鹼、可可鹼，具有提神興奮之作用，如果睡前飲茶過多，勢必影響入睡，甚至失眠。

(四)喝茶過量會茶醉

喝茶過量、空腹喝茶、素食者喝濃茶都能引起茶醉，其表現為心慌或頭昏、四肢無力、站立不穩、胃腸不舒服，還感到腹中饑餓。腎虛體弱者比身體強壯者更易茶醉。喝點白開水或吃幾塊糖，吃些水果和飯菜，都有解茶醉的作用。

對於神經衰弱的心血管病患者，要避免飲用過多過濃的茶。

溫馨提示：

⊕ 不要常喝茶飲料，它的作用遠不及泡茶；

⊕ 不要空腹喝茶，也不要在飯後立即喝茶；

⊕ 神經衰弱的心血管病患者最好不要喝濃茶。

第三部分　睡眠習慣

二十四、別把失眠太當回事

一看到這個標題，不少人一定會馬上表示不認同：睡眠是大事，怎麼可以不當回事呢？先別急，看完再下結論。

其實，很多事情往往都是你越過於執著，其結果越會向反方向發展；而如果能夠順其自然，卻獲益多多。睡眠恰恰就屬於這種情況。

失眠是一件很另人頭痛的事，明明身體感到很疲倦，但躺在床上就是睡不著，常常是整夜整夜的捱到天明。於是，便開始四處找對付失眠的藥方：補品、保健食品、被子、枕頭、睡前一杯牛奶、臥室燈光昏暗……諸如此類的方法都曾嘗試過，但可能用不了多久就又不靈了。如此折騰的結果是，每當要上床就寢時便如臨大敵，仿佛眼前不是一張讓人放鬆、誘人入眠的臥榻，而是戰場，生怕晚上又睡不著。那時的想法，肯定是感到能在一個月之內睡上一回好覺，已是最高理想了。

到底該怎麼辦呢？相信這是所有失眠者最想知道的答案。告訴你一個最有效的方法：別理它就萬事大吉了。

聽起來似乎有點荒唐，但這的確是個治療失眠的辦法。精神醫學家認為，人的睡眠本來就是一種自然的過程，就像吃飯一樣，餓了你就會想吃東西，想忍都忍不住。可是，如今有的人對睡眠卻過於強調，比如每天一定要睡夠幾個小時，宣傳多種改善失眠的方法等等。儘管這一切的出發點是好的，但卻讓人們對睡眠過度關注了。其結果是加重了緊張的情緒，自然不利於睡眠。

對於睡眠要多長才合適，我們不妨打個比方：有的人一餐可以吃三個饅頭，而有的人卻只吃一個就飽了。睡眠也是一樣，不一定每個人都要睡夠八個小時，它也是因人而異的，有的人要求的睡眠時間長，有的人就要求的短。所以，大可不必拿一個統一的標準來要求自己，明明不睏也強迫自己睡覺，只要自己感覺好就行了。

失眠者大多有這樣的體驗：失眠時，人在床上躺著不動，可腦子裡卻有千思萬緒，各種各樣平時想過的、沒有想過的事情都會在此時一起湧上來，甚至有點洶湧澎湃的味道。這時候，睡過之後竟比不睡覺還要累。可是，你越是告訴自己不要胡思亂想，就越是不由自主；越是輾轉反側、焦慮不安，就越不能入睡。遇到這樣的情況，你索性就這樣對自己說：不就是睡不著嗎？我還不睡了呢！不是要胡思亂想嗎？那就由它想去，腦子想累了總要睡的。結果，當你不再把失眠太當回事的時候，睡眠自己卻好了起來。

不過，「不當回事」並不等於作息毫無節制，甚至「黑白顛倒」。這裡強調的是情緒的放鬆，這樣才可以改善睡眠。規律的生活無論何時都是重要的，但萬一遇到特殊情況，也不必緊張。

溫馨提示：

⊕ 睡不著的時候，不必強迫自己必須睡；

⊕ 讓睡眠順其自然，會漸漸遠離失眠；

⊕ 放鬆的情緒是治療失眠最好的方法；

⊕ 規律的生活與防止失眠有密切的關係。

二十五、這樣趕走瞌睡蟲

上午您還精神抖擻，工作效率極高呢，怎麼下午就像變了一個人，懶洋洋的沒了神采？真擔心這副樣子被老闆看到，更擔心手頭的工作做不完，怎麼辦？

打瞌睡讓您覺得難以忍受，但您有沒有想過為什麼自己總會不分時間的打瞌睡呢？明明睡夠了，第二天卻仍然瞌睡連連？實際上，除了我們一般所能想到的，如空氣不流通、屋內缺氧、生活作息晚、長期睡眠不足等原因外，打瞌睡也可能是您的身體正在發出警示訊號。

在傳統的中醫古書上早有記載，「脾胃之虛，怠惰嗜臥。」也就是說，夏天嗜睡，是因為暑熱耗傷元氣，有損精神；而如果冬天經常嗜睡，則表示「身體陽氣不足或脾虛濕熱」。一些腦力工作者往往工作量較大，用腦較多，或者飲食控制不當，這就容易傷脾，影響脾的正常工作能力。當脾胃功能欠佳時，氣血就會不足，而氣血兩虛的結果就會使腦部的供氧不足，這時候瞌睡就找上您了。

為了幫您趕走討厭的瞌睡蟲，我們為您提供幾招小技巧：

(一) 保持良好的飲食習慣

如果您準備下午開會，為了避免瞌睡，中午最好不要吃得太多或太快，少吃或不吃油炸食物，盡量吃些清新爽口的食物，這樣有助於血液清澈，防止氣血沉滯。

在選擇食物的順序上您也需要留心一下，在吃米、麵等碳水化合物的食物之前，建議您先吃些肉類或蛋類等蛋白質食物，以免體內血清素增加，導致大腦昏沉欲睡，影響反應力。

(二) 保持充足的室內光線和良好的通風環境

當您的眼睛受到明亮光線的照射時，眼睛內部的褪黑激素分泌就會減少。醫生認為，如果褪黑激素的分泌減少，我們的大腦就容易保持清醒；反之，人就會昏昏欲睡、精神萎靡。因此，如果上班或開會時感到昏昏欲睡了，不妨讓光線更亮一些，這對於振作您的精神大有幫助。

除光線充足外，經常保持室內的空氣流通也是避免哈欠連連的重要條件。如果室內通風設備不當，空氣流通不良，我們的大腦供氧量就會降低，當然就會昏昏欲睡了。

(三) 充足的睡眠

也許您會說，我的工作需要熬夜加班來完成，我的朋友約我去酒吧消遣，我需要利用晚上的時間充電……這些都是您熬夜不睡覺的理由，而且看起來似乎也都很有道理。但是如果用它們與您的健康做交換，您願意嗎？一般來說，成人每天的睡眠時間不應少於八小時，青少年不應少於十小時。

(四) 適當運動

別吝惜自己的運動時間，多參加一些體育訓練，比如跑步、游泳、踢球等運動量較大的運動，這些活動可以讓您經常保持神清氣爽，精力充沛。但運動後一般會大量出汗，別忘了注意保暖，以免感冒。如果喜歡晨練，時間也不宜過早，最好是在陽光充足的環境裡鍛鍊。

(五) 衣服不要穿太多

熱氣會刺激身體，使體內悶燥，將寒氣逼入五臟六腑。中醫認為，寒氣逼心，容易發生心悸或呼吸梗塞；寒氣入肝，則易顯疲倦；入脾，則會消化不良；入肺，則呼吸道系統易出問題，氣喘機率高；入腎，則有腎虛現象，精神狀況較差。所以冬天保暖適當就好。

溫馨提示：

⊕ 養成良好的飲食習慣，調整自己的飲食規律；

⊕ 保持室內通風和光線良好；

⊕ 不要熬夜，每天都要保證充足的睡眠時間和良好的睡眠品質；

⊕ 多運動，振奮精神。

二十六、伏案午睡無益健康

中午吃完飯後，很多人都喜歡趴在桌子上睡一會兒。中午小睡一會兒的習慣不錯，能讓下午工作時可以精力充沛，不打瞌睡。可是如果您是經常趴在桌子上午睡那就要注意了，伏案午睡有很多害處，是一種不好的睡眠習慣。

（一）損害視力

不知道您有沒有這樣的經驗，伏在桌子上睡一會兒起來後，在幾秒鐘的時間內眼睛看東西模糊不清，必須要等一會兒才能看清東西，其實這就是伏案睡覺所致。眼科醫生認為，趴在桌子上睡覺容易壓迫眼球，使眼睛充血，造成眼部血壓升高，甚至還會引起角膜變形，眼睛弧度改變等結果，尤其是高度近視的人，經常伏案午睡會嚴重損害視力。

（二）腦部缺血

入睡後，人的心率會逐漸減慢，流經各組織的血液速度也會相對變慢，流入大腦的血液也會比平時減少。而午飯後較多的血液還需要流入腸胃幫助消化，如果伏案睡覺，就會使腦部的缺血更加嚴重，出現生理性的一時「腦貧血」，產生頭暈、耳鳴、腿軟、乏力等症狀。

（三）壓迫胸部

伏案睡覺時，您的上身需要趴在桌子上，這樣就使身體的彎曲度有所增加，而這樣的直接結果就是壓迫胸部，影響呼吸，使呼吸不順暢。伏在桌子上睡覺時總覺得呼吸很困難，上不來氣，其實這就是由於胸廓無法舒展所造成。經常這樣就會導致心臟負擔加重誘發心臟病，女性經常壓迫胸部的姿勢還可能會誘發乳房疾病。

(四)手臂酸麻

不少在辦公室裡工作的人經常會出現肩膀疼痛、手臂酸麻等問題，這可能都與經常用胳臂當枕頭午睡有很大關係。趴在桌子上睡覺自然是用胳臂做枕頭了，而頭部經常這樣壓迫雙臂，就會影響到雙臂的血液循環和神經傳導，使得雙臂和肩膀麻木、酸痛，有時甚至還可能造成慢性神經性傷害，即使透過治療也不容易復原，引發的後遺症甚至還會伴隨終生。

伏案午睡的後果是不是很嚴重？別忘了，我們的健康也是會「透支」的，等到已經透支的時候您才意識到它的重要性可能就為時已晚了。因此，這個壞習慣您還是不要繼續了。

平時養成健康的習慣大有必要。就拿午睡來說，即使您沒有合適的環境可以讓自己小憩一下，只要略施小「計」，同樣可以能夠自己得到片刻的放鬆和休息。當然，如果條件允許，能躺下睡一會兒是最好的。但如果沒有躺下小睡的條件，您也並不一定非趴在桌子上，躺在椅子上，讓頭部「枕」在椅背上，這樣也可以睡一會兒，而且還不會出現以上的各種問題。

但不論是躺下睡，還是枕在椅背上睡，午睡的時間都不要超過三十分鐘，否則身體就會進入不易睡醒的深睡期，打亂生物鐘，不僅會影響到下午的正常工作和學習，甚至還會影響到晚上的睡眠。

溫馨提示：

⊕ 不要伏在桌子上午睡；
⊕ 盡量躺下睡，或躺在椅子上，將頭枕在椅背上；
⊕ 每次午睡的時間都不要超過三十分鐘；
⊕ 戴隱形眼鏡的人在午睡時最好摘掉鏡片，起來後再戴好。

二十七、晨練後的「回籠覺」睡不得

如果你有早起的習慣，你應該能夠發現很多人喜歡在早晨鍛鍊身體，這是一個不錯的習慣。但是，有的人在早晨鍛鍊身體後，回到家裡會再繼續睡上一覺，這種現象在冬天比較普遍。人們認為，鍛鍊一會兒再回去睡一覺是勞逸結合，能夠更好的休息養神。實際上這樣做很不好，不僅影響晨練效果，還對身體健康造成不利。

從空氣中負離子的變化情況來看，早晨空氣中的負離子濃度比較大，空氣也比較新鮮。因此清晨早起，到戶外跑步、散步或練拳等，對身體大有益處。負離子對人體的支氣管炎、心血管疾病、皮膚病以及糖尿病等慢性疾病有一定的治療作用。尤其對一些老年人來講，早晨適當的鍛鍊不僅可以強身健體，預防疾病，還可以使一天都保持精力充沛，心情舒暢。但如果晨練完畢後，再回臥室解衣上床睡一覺就大錯特錯了，睡「回籠覺」有三大害處：

㈠ 對心臟不利

在晨練時，我們的呼吸會加快，心跳也會加速，心肺功能在此得到了加強，這樣有利於延緩冠心病、高血壓及肺氣腫、心肺疾病等的發生。但如果晨練後立即再補睡一覺，對心肺功能的恢復會帶來損害。

㈡ 容易導致感冒

透過晨練後，我們身體內會產生大量的熱量，並伴隨出汗現象，此時如果重新鑽入被窩，因被窩的溫度過低，猶如冷凍一般，就會容易受涼感冒。

㈢ 出現四肢無力

在晨練過程中，我們的肌肉會因晨練而產生代謝出產物，如乳酸等，如果此時你繼續回到被窩睡覺，這些代謝產物就不易消除，會使人感到精神恍惚，四肢鬆弛無力，周身不適。而且晨練後，心跳加速，大腦也處於興奮狀態，無法立即進入夢鄉。

那麼，晨練後我們應該做些什麼呢？

人在晨練時，其肌肉骨骼都得到了活動，全身各器官功能的代謝也由緩慢而加快，神經系統的興奮性增強，因而此時四肢靈活，思維活躍，這時你可以按照常規坐下來吃點早點或看看報紙、喝杯香茗、聽段廣播……都會使你心情舒暢，保持一天的精力充沛。

溫馨提示：

⊕ 晨練後不宜回去睡「回籠覺」；

⊕ 「回籠覺」對心臟、四肢都不利，而且容易導致感冒；

⊕ 為保持一天的精力充沛，晨練結束後可以用吃早點、聽廣播或看報紙等活動代替「回籠覺」。

二十八、高枕未必無憂

古人常說：「高枕無憂。」正因為這句話，許多人才被古人騙了，睡覺時真的用很高的枕頭，有的人甚至還用兩個枕頭。枕頭的確是我們睡覺時最親密的夥伴，但是這個親密夥伴一旦使用不當，也會影響我們的健康。

我們的頸部是向前彎曲的，頭頸與後背是呈彎曲的弧線。在睡覺時，頭部墊一定高度的枕頭可以使頭部與身體之間保持正常的生理狀態，放鬆神經和肌肉，消除疲勞。但如果枕頭太高，就會改變頸椎正常的生理彎曲，使肌肉出現疲勞性損傷及韌帶牽拉勞損，產生痙攣、炎症等，甚至還會出現頸肩酸痛、活動不便、手麻、頭昏等症狀，我們平時所說的「落枕」就是由於枕頭過高所致。

看來高枕並不像古人所言的那樣無憂，那麼我們睡低枕頭或乾脆不用枕頭的話好不好呢？

枕頭過低或不用枕頭同樣不利於健康。睡覺時不墊枕頭，人在仰臥時就會過分後仰，並且容易張口呼吸，這樣就會產生口乾、舌燥、咽喉疼痛，甚至打呼等現象。而如果在側臥時不墊枕頭，一邊的頸部肌肉也會由於過分拉伸、疲勞而導致痙攣、疼痛，「落枕」現象也會再次出現。同時，枕頭過低還會使得全身的供血不太均衡，容易造成鼻黏膜充血腫脹，從而影響呼吸，使呼吸不順暢，產生胸悶，甚至窒息。

那麼，枕頭究竟該多高才合適呢？

古代醫書裡早就指出：「高下尺寸，令側臥恰與肩平，即仰臥亦覺安舒。」也就是說，枕頭的高度，應以仰臥時頭與軀幹保持水平為宜，即仰臥時枕高一拳，側臥時枕高一拳半。當然，枕頭的高低也並非完全按古人的說法，一成不變，它也根據個人的體型而有所不同。有關專家指出，當我們的頭部枕在枕頭上後，枕頭受壓後的高度，仰臥以五到十公分為佳，側臥則與人的肩膀寬度相近，在九到十四公分左右。而最適合我們睡眠的枕頭應該是馬鞍狀的，中間低，兩邊高，仰臥時頭部睡在中間，側臥時頭部睡在兩邊。

另外，枕頭的軟硬也要適度。枕頭過硬，與頭的接觸面積就比較小，這樣頭皮就會不舒服；反之，枕頭太軟，難以保持一定的高度，頸肌易產生疲勞，也不利於睡眠，並且頭陷其間，會影響血液循環。因此枕頭應選稍柔軟些，但又不失一定硬度的。枕頭還應具有一定的彈性，倘若枕頭彈性過強，頭部不斷受到外加的彈力作用，容易產生肌肉疲勞和損傷，如「彈簧枕」、「充氣枕」等，都不能算是有利於健康的枕頭。

溫馨提示：

⊕ 睡覺時枕頭不宜過高，但也不宜過低，可根據自己的需要適當調整；

⊕ 最好選用中間低、兩邊高的枕頭；

⊕ 枕頭軟硬要適度，要選稍柔軟而又不失一定硬度的枕頭。

二十九、分段睡眠有助於恢復精力

一項最新的研究成果表明，生活中的成就感或挫折感對人的睡眠存在著一定程度的影響。有成就感的人，心情舒暢，雖然因為工作以及業務上的應酬減少了正常的睡眠時間，但是他們在睡眠時入睡快，睡眠品質也非常好，因而能保持每天精力旺盛，心情舒暢；相反，經常有挫折感的人，往往心事重重，睡覺時待在床上的時間長，但真正睡得很熟的時間卻很短，這自然而然會有疲憊感。

人的睡眠是有規律的，在睡眠進行過程中，深度睡眠和淺層睡眠是交替反覆進行的，直到清醒。睡眠的前半段多為深度睡眠，後半段多為淺層睡眠。人在長時間睡眠的情況下，深睡眠並不增加，只是延長了淺睡眠的時間。很快能進入深睡眠的人，即使淺睡眠的時間相對少一些，也不會影響到精神狀態；相反，如果只是延長了淺睡眠時間，睡眠品質並未改善，起來後依然會感覺「不盡如人意」。

因此，有人提出這樣的設想，既然開始的睡眠比較深沉，那麼，為什麼不將一天的睡眠分多次進行呢？實際上，很多人已經把這個方法賦予實施，而且效果良好。比如可以將睡眠分為中午一次，晚上一次。在歐美的一些國家，還有一些人習慣一天睡三次覺：午飯後小憩一會兒，晚飯後打盹片刻，然後夜裡再進行正常睡眠。相信你應該也有這樣的經歷，當工作感覺特別累時，便想睡一會兒，一旦抽空睡一會兒，精力馬上得到恢復，即使晚上少睡兩個小時也不感覺睏。

睡眠對我們來說是必不可少的，因為我們在睡眠時可以為大腦補充能量。這是由於我們在進行思維、感覺、反應等過程中，消耗掉了腦細胞中存儲的大量關鍵能量，而補充的主要方式，就是透過酣暢的熟睡。

研究證明，我們並不能以睡眠時間的長短來評價睡眠的品質。少眠和多眠因人而異，而且並非是一成不變的，我們大可不必斤斤計較睡了多長時間。只有每天保持有規律的作息時間，才是維繫健康的根本所在。睡眠不足的人，切不可因此背上沉重的心理負擔，心理壓力過大才是引發睡眠紊亂的真正原因。

整體而言，睡眠時間的長短因人而異，只要能消除疲勞和恢復精力，適當減少和增加睡眠時間都是無可厚非的。睡眠分段進行這一健康新時尚，也正是順應了「只要消除疲勞和恢復精力，適當減少或增加睡眠時間都是無可厚非的」這一現代生活健康準則。

溫馨提示：

⊕　分段進行睡眠有利於健康；

⊕ 可以將一天的睡眠分成幾個小段進行，比如中午睡一次，晚上睡一次；

⊕ 睡眠時間的長短因人而異，只要能夠消除疲勞，適當減少或增加睡眠時間都沒關係。

三十、睡覺忌五「戴」

有時候一些看似無所謂或不被注意的習慣，恰恰就是傷及我們健康的罪魁禍首。就拿睡覺來說，如果睡覺時身上或身邊經常有一些東西「相伴」，那您要注意了，也許這些東西正在讓您的健康亮起紅燈。

睡覺時，有五種東西最不宜戴在身上。如果您有類似的習慣，那麼從現在開始，您要改掉這些毛病，對自己的健康負責了。

（一）手機

很多人為了通話方便，或為了睡前發幾個短信催催眠，晚上睡覺時經常將手機放在枕邊，實際上這是一種嚴重危害健康的行為。手機輻射對人的頭部危害較大，不論手機是開著還是已經關掉，它都會有不同波長和頻率的電磁波釋放出來，形成一種電子霧，影響我們的神經系統，對我們的中樞神經系統造成機能性障礙，引起頭痛、頭昏、失眠、多夢和脫髮等症狀，有的人甚至臉部出現刺激感。儘管手機釋放出來的能量很低，但是如果您經常把它放在枕邊，危害卻不容忽視。

(二)手錶

有人覺得每天睡覺摘掉手錶很麻煩，於是乾脆就養成了戴著睡覺的習慣，看時間也方便。實際上戴手錶睡覺是一個很不好的習慣。首先，這不利於手錶的保養。晚上睡覺時，人身上的皮屑、被子上的纖維等，都會沾在錶殼上，並逐漸進入手錶內部，影響手錶的零件和報時的品質。

不過，這還只是次要的一方面，最主要的是戴錶睡覺會危害到我們自身的健康。手錶，尤其是夜光手錶，它的錶針和刻度盤上的發光材料是由鐳和硫化鋅混合製成的，而這是兩種對我們人體相當有害的物質，鐳會放出射線，這種射線可以激發硫化鋅晶體發光。如果我們戴著手錶睡覺，身體就會在睡覺中連續受到八到九個小時的鐳輻射，對健康造成危害。

(三)假牙

戴假牙的朋友與戴錶的朋友往往容易犯同一個毛病，那就是覺得天天晚上摘掉很麻煩，於是就乾脆走點捷徑，戴著睡覺。可您知道嗎?這樣是不利於口腔健康的。經過一天的使用，假牙上會沾有很多細菌，最好的處理方法就是摘下來清洗乾淨，第二天再戴好。同時，有些人戴假牙會在睡覺時不慎將假牙吞入食道，非常危險。

(四) 胸罩

很多女性朋友有穿胸罩睡覺的習慣，但如果每天穿胸罩超過十二個小時，患乳腺癌的可能性就比短時間穿胸罩或不穿胸罩的人高出二十倍以上。這足以讓您觸目驚心了吧，那還猶豫什麼?從現在開始，睡覺時一定要摘掉胸罩!

(五) 妝

這屬於衛生方面的問題了，其中的危害地球人都知道。現在幾乎所有的化妝品都有妨礙皮膚新陳代謝功能的缺點，所以化妝品不宜過久的留在臉上，尤其是在夜間的睡眠時間。睡覺前不卸掉臉上的那層妝，不僅不衛生，而且臉上的殘妝還會堵塞毛孔，造成汗液分泌障礙，妨礙臉部細胞的正常呼吸，經常如此就會形成粉刺，甚至患上毛囊炎，損傷我們美麗的容顏。我們化妝是為了美麗，而睡覺不卸妝所帶來的這些不良後果，一定不是您想要的吧。那就勤快一點，睡覺時也讓肌膚能夠暢快的呼吸吧。

充足而高品質的睡眠是保持我們正常工作和生活的重要一環，現在人們都提倡「裸睡」，這是一種很健康的睡眠習慣。裸睡不僅能讓身心得到徹底的放鬆，獲得良好的睡眠品質，還可以促進血液循環，提高身體的免疫功能，這可是值得我們大家提倡的睡眠方法哦。

溫馨提示：

⊕ 睡覺時身上不要戴手錶、假牙和不要帶妝睡覺；
⊕ 手機不要放在枕邊；
⊕ 女性朋友睡覺時要摘掉胸罩；
⊕ 最好能夠養成裸睡的好習慣。

三十一、起床後別急著摺被子

我們每天都要和被子相處七、八個小時，而起床後馬上摺被子一直被認為是種良好的生活習慣。但是您知道嗎?這種看似非常好的習慣卻對我們的身體健康不利。如果您每天起床的第一件事就是把被子整整齊齊的疊起來，那麼建議您要改掉這個「勤快」的習慣了，因為被子也需要注意個人衛生。

研究表明，人在睡眠過程中，透過呼吸道所排出的像二氧化碳之類的有害化學物質可達一百四十九種，從皮膚毛孔透過汗液排出的化學物質更可達一百七十一種。實驗證明，即使是一個健康的人，經過一個晚上的睡眠也會使汙染變得更加嚴重。尤其是在冬、春季節，天氣比較寒冷，門窗經常緊閉不開，室內不能得到良好的通風換氣，一些化學汙染物質就會趁機充斥整個房間，使我們受到各種有害物質的毒害。

另外，在新陳代謝過程中，人體本身也是一個汙染源。睡眠時，人體的組織器官產生大量的代謝廢物，體內排出的水分被蒸發，這些都會使被子不同程度的受潮，使人體所排出的化學物質黏附在被子上，不能很快的發散掉。同時呼吸和分布在全身的毛孔排出的很多汗液和氣味，也會進入到我們睡眠時直接接觸的被子裡。如果起床後馬上把被子疊起，這些物質就被包裹在被子裡而無法散發出來，這樣不僅會使被子因受到潮濕和化學物質的汙染而產生難聞的氣味，而且到晚上使用被子時，這些有害物質會再次被我們吸入，危害我們的健康。

由此可見，起床後馬上摺被子的習慣並不健康。正確的做法應該是起床後隨手將被子翻轉過來，使被子的裡面朝向外面，並將門窗打開，通風透氣。如果條件允許可以將被子拿到陽台上透透氣，使被子的水分和化學汙染物自然散發掉。等到洗臉、刷牙、早上鍛鍊後，再整理床鋪，疊好被子。

另外，研究表明，夜間易出汗的人還要注意經常晾曬被褥，以保持被褥的乾燥。不過被子也並非曬得越久越好，一般在上午十一點到中午二點的時間曬被比較合適，曬晾二到三個小時最好。羽絨和羊毛被不需要頻繁的晾曬，當然更不能曝曬，最好就是將它們放在通風的地方晾曬一個小時就可以了。

溫馨提示：

⊕ 起床後應先將被子翻轉過來，開窗通風一段時間後再疊起；

⊕ 經常晾曬被褥，以上午十一點到中午二點之間最為合適；

⊕ 羽絨和羊毛被不要頻繁晾曬，更不能曝曬，只需將它們放在通風的地方晾曬一小時即可。

三十二、常睡軟床不利健康

「席夢思」床墊以其柔軟、舒適、有彈性的特點很快進入我們的生活，取代了以前的硬板床。但經常睡在這種軟床上，是存在很多健康隱患的。

(一) 影響兒童正常發育

兒童的脊椎發育還未成熟，具有很大的可塑性，白天無論坐、站、行走還是參加其他活動，一般都處於直立姿勢，脊椎始終處於受壓迫的狀態，形成頸、胸、腰部的三個彎曲。同時，背部肌肉韌帶牽拉一天後也比較疲勞，晚上睡覺時，如果睡在硬床上，一是能夠消除白天韌帶、肌肉受牽拉的疲勞，二來側睡時脊椎不易形成側彎，可以使脊椎復原。

而孩子睡在軟床上，就達不到這些效果了。如果仰睡，由於身體壓陷彈簧床，背部肌肉的疲勞不僅無法得到恢復，反而還會牽拉得更緊，脊椎也恢復不到原狀，久而久之，就會使脊椎出現不同程度的彎曲狀態，輕者可能會使身體的正常曲線發生變化，喪失自然健美的體型，嚴重者可能會形成駝背、偏肩等畸形，甚至還可能會影響到內臟器官的正常發育；側睡時，由於身體的重力壓陷床面，脊椎向一側彎曲，日久會形成脊椎側彎。據專家統計，在青少年兒童當中，由於長期睡軟床而致的脊椎畸形率高達百分之六十以上，而睡硬板床發生的機率僅為百分之五。所以，為防止孩子脊椎變形和較好的消除背部疲勞，您還是不要讓孩子為圖一個舒服而睡在彈簧軟床上了。

(二) 老人睡軟床容易引起骨骼疾病

軟床也不符合老人的生理要求。脊椎外科專家曾對睡硬床、軟床和半硬床（木板加厚墊）的老人用X射線觀察，發現睡在軟床上的老人脊椎側彎的程度明顯高於睡硬床和半硬床的老人。睡在軟床上，身體各部分與床面接觸的面積就會加大，被擠壓的面積也隨之增大，這樣就容易影響身體表面的血液循環，不但會造成腰酸腿痛、四肢酸痛，還使老人翻身的難度增加。雖然身體上面的肌肉得到了放鬆，但下面的肌肉受壓卻比平時嚴重，這就使患有腰肌勞損、骨質增生和頸椎病的老人疾病症狀加重。

那麼，什麼樣的床才有益於我們的健康呢？脊椎外科專家認為：合適的睡床應是在仰臥時能保持腰椎生理前凸，側臥時不使脊椎側彎，一般以半硬床（木板加厚墊）或硬板床上墊較薄的墊子為最佳的選擇，椰棕床墊次之。

睡在半硬的平板床上，我們身體上的很多穴位都會受到不同程度的擠壓，輕度的脊椎彎曲能夠得到矯正，這樣不知不覺中身體的微循環就受到了調節。在硬板床上還可以進行指壓或按摩，透過硬板的反作用力進行自我治療，對很多部位的骨骼、關節等都起到了積極的改善作用，能夠有效的緩解身體的疲勞，一覺醒來會覺得精力充沛，渾身舒暢。

睡硬床有利於健康，但也不是所有的人都適合睡在硬床上，這也要根據個人的身體狀況。比如一些患有脈管炎或靜脈曲張的人，或者身體過於消瘦的人，他們睡在硬床上就對健康沒什麼好處。因為這些人皮膚下的肌肉相當薄弱，微血管過度暴露在皮膚表層，如果睡在硬床上，睡眠時就容易導致壓迫部位充血或淤血，甚至還可能使肢體酸痛麻木。因此，睡軟床還是睡硬床，也要根據自己的實際情況來決定。

溫馨提示：

⊕ 青少年最好少睡軟床，多睡硬板床；

⊕ 一些患脈管炎或靜脈曲張的人，以及身體過於瘦弱的人在軟床上睡覺對健康比較有好處；

⊕ 睡軟床還是睡硬床也要根據自己的健康狀況靈活決定。

三十三、開燈睡覺易患病

您有沒有開燈睡覺的習慣？如果有，那麼您是否意識到這是一種不良嗜好呢？可能您覺得這沒什麼，只是習慣使然。但這是對健康不利一個壞習慣，甚至可以說是一種病態的習慣。

經常開燈睡覺的人被稱為患有「開燈睡眠癖」，這類人在夜晚睡覺時必須開燈，即使在睡著的狀態下也不能熄燈，否則就無法入睡，形成了對燈光的依賴。

「開燈睡眠癖」是一種不良習慣，其病理的實質是對黑暗的恐懼。這種對黑暗的恐懼大多是從幼年期開始的，因為在幼年時期，兒童們最愛聽有關鬼、神的故事，而這類故事的背景、內容及人物的出現又常常是在晚間或平常人所看不到的黑暗中，以顯示故事的生動性和神祕性。久而久之，他們便將對妖魔鬼怪的恐懼與黑暗連在一起，形成了對燈光的依賴，導致不敢關燈睡覺。這是開燈睡眠的一個主要原因；其次，在某一黑暗的情境中意外遭遇到可怕的事情，或在黑夜做了一個噩夢，這些恐怖的經歷沒有得到及時的排遣，也可能造成睡覺時不敢關燈，對黑暗產生強烈的恐懼。

這種對黑暗的恐懼所導致的開燈睡眠給健康帶來了極大隱患。根據醫學人員研究證實，人經常在睡覺時開燈的話會抑制人體內褪黑激素的分泌，使人體的各種免疫功能都有所下降。因此醫學專家警告大家，開燈睡覺不僅影響人體的免疫功能，還使罹患癌症的機率大大提高。

我們的大腦中有一個叫做松果體的內分泌器官，在夜間，當我們進入睡眠狀態時，松果體就會分泌出褪黑激素，這種激素在夜間十一點至次日凌晨分泌量最為旺盛，而在天亮之後便停止分泌。褪黑激素的分泌可以抑制人體交感神經的興奮性，使我們的血壓下降，心跳速度減慢，從而使心臟得以喘息，使肌體的免疫力得到增強，消除白天工作和學習所帶來的身體和大腦疲勞，甚至還可以殺死癌細胞。

可如果您經常開燈睡覺或挑燈夜戰，這種褪黑激素的分泌就會受到抑制，它所發揮的功效相應有所減弱，對人體的保護作用當然也會被削弱，這時人體患病的機率就會有所提高，健康就會受到威脅。國外曾有研究顯示，經常開燈睡覺或夜間點燈活動的人，他們的癌症發生率比正常人要高出二倍。可見，為了健康，熄燈睡覺大有必要。

當然您會說，我不是不想關掉燈，可我關燈後就沒有安全感，無法入睡。我們應該如何矯正這種不健康的習慣呢？

首先，您自己可以採用認知領悟療法來對自己進行治療。多讀一些關於辯證唯物主義和無神論的書籍，真切的認識到鬼怪是根本不存在於世間的，對鬼怪懼怕而產生的對黑暗的恐懼是一種幼年時期的幼稚情緒反映，逐漸從認知上、潛意識裡消除恐懼；然後您再進行系統的脫敏療法。根據自己對黑暗的恐懼程度，建立一個恐怖等級表，然後按照從輕到重的順序，依次進行系統脫敏訓練，並不斷強化，直到自己能關燈睡眠為止。比如您可以先由數人一起關掉燈談話做起，然後數人一起關掉燈靜坐，再到兩人一起關掉燈睡眠，再到一人關燈靜坐……，最後，自己關燈睡覺。

溫馨提示：

⊕ 經常開燈睡覺會影響我們的肌體免疫力，甚至會引發癌症；

⊕ 睡覺關燈是一種健康的生活習慣；

⊕ 如果因為恐懼黑暗而不敢關燈睡覺，可以自己採取認知領悟療法和系統的脫敏療法來進行矯正。

第四部分　運動習慣

三十四、每天原地跳一跳

跳是日常生活中最常見的肢體動作，也是最常見的運動方式之一。它不僅是我們的一種基本功能，還是我們健康樂觀的反應。例如，經常看到小學生在路上跳著走，小女孩愛玩跳皮筋，還有許多年輕的情侶喜歡在一起跳繩，這些都是身體健康、心情愉悅的具體表達。

跳有很多好處，俗話說：「若要病少就跳一跳」。跳不僅能夠幫助我們減肥，讓身體更加協調、靈活，還能使我們身體更加健康，遠離各種疾病。如果我們能夠每天抽出一些時間在原地跳一跳，一整天都會精神飽滿，充滿熱情。

一個能跳的人往往說明他有良好的身體素質和健康的心理狀態。一個人要是經常練跳，那麼他的神經會很容易興奮，神經衝動也會隨之增強，肌肉收縮的力量也才會增大。而且，高頻率的跳，對人的心理狀態能產生一定的調節作用，使人心情舒暢，思維靈活。

青少年如果每天能多跳一跳，能有效的刺激青少年骨膜的生長，促進身體長高。由於下肢骨骼經常承受身體跳起下落的衝擊，也會產生適應性反應，促使骨密度增加，骨細胞排列細密有序，這能極大的增強下肢骨骼抗壓、抗衝撞的能力。

跳的種類有很多，但每一種跳法所能鍛鍊的部位和起到的作用都不一樣。在體育訓練上，跳按不同的分類標準可以分為單腿跳、雙腿跳；直腿跳、屈腿跳；向前的跳、向上的跳等。我們平常見到的跳健身操、打籃球、跳繩等活動可以涉及到各種跳法。

但是，需要注意的是，跳這種健身方法也要因人而異。由於跳是最難長時間保持的運動方式，同時也是強度較大、最累人的運動方式，對於體質較差、特別是患有骨質疏鬆症和心血管病的人來說，是不適合跳高和長時間跳的，不過他們可以輕輕、短時間的跳一跳。

跳主要有以下幾種類型：

㈠ 腳跟跳

這種跳法需要兩腳平行站立，間距與肩同寬，當腳跳離地面並重回地面時，腳趾及前腳掌前部盡量不觸地面。

㈡ 腳尖跳

這種跳法和腳跟跳法不同的是，當身體跳起後降至最低點時，是用腳尖、前腳掌著地，而腳跟空出。

㈢ 全腳跳

全腳跳可以根據以上兩種跳法分為兩種，一種是全腳著地起跳時，就是腳跟先起，後過渡到前腳掌；下落時，用全腳同時著地。另一種是腳尖著地跳，就是當身體向上跳時，腳跟先起，後過渡到前腳掌；下落時，前腳掌先著地，後過渡到腳跟。

(四) 弓步跳

弓步跳也分兩種，一種是臂側舉弓步跳，由兩腳並齊開始，做弓步跳躍的同時，兩臂側平舉，手心向下，收腳放臂，同步進行；另一種是叉腰弓步跳，兩手叉腰兩側，由兩腳並齊開始做跳躍動作，一腿在前做弓步，同時，另一腿繃直在後方，跳躍後收腿成站姿，依次進行。

(五) 轉體跳

轉體跳是在跳起後，身體向左或向右轉動。可連續向左或向右轉，也可左一次，右一次，轉動的角度可大可小，因人而異。

(六) 單足跳

單足跳對於身體素質的要求比較高，它是一腿曲起並懸空，另一腿支撐並跳躍，兩臂維持平衡，協調配合。可以一腿連續做數次後，換另一腿支撐；也可做一次支撐腿在空中交換一次。對於中老年人，不建議採用這種跳法。

溫馨提示：

⊕ 每天原地跳一跳，不僅對身體有好處，還可以有一個好心情；

⊕ 青少年多跳跳，有利於身材長高；

⊕ 老年人和患有骨質疏鬆症的人不宜長時間跳動。

三十五、「走班族」的感覺很美

現在，有越來越多的「上班族」上下班不願意乘車，而是以步代車，甚至有些人，每天步行一個多小時上下班。這些人被人們稱作「走班族」。記者對「走班族」進行過採訪，發現儘管他們對於走路上班的出發點不同，但透過「走班」都獲得了心情的愉快和身體的放鬆。

步行是一種增強體質和增加免疫系統抵抗能力的理想運動方法。它能夠促進血液的流通，提供心肺功能鍛鍊的機會，加快新陳代謝。不過步行健身法並不意味著能夠消耗更多的卡路里，它是透過步行健身使身體更有效的從食物中攝取營養。有專家說，一個不經常運動的人如果每週步行二十到三十分鐘，多堅持幾週，他的健康就會有大幅度的提高。雖然步行不如慢跑消耗的能量多，但是容易堅持得更久一些，這樣也可以達到鍛鍊的效果。而且，長期步行的人受傷機率比跑步者要小。

居住在大城市的人還可以用步行來節省時間，現在交通堵塞的情況越來越嚴重，上下班時以步當車既能達到健身的目的，又免去塞車的煩惱。

從運動健身的角度來看，「走班族」可以獲得以下益處：

一、長期堅持步行上下班，可以使心臟更加強壯，增強心肌功能，改善血液循環，同時促進胃液分泌，使早餐中所含的營養物質在體內加快消化和吸收，而且可以減肥。實驗證明，如果一週有四次四十五分鐘左右的輕快步行，無需改變飲食習慣，體重就會下降；

二、可以緩解壓力和解除憂慮，使大腦思維活動變得更清晰、活躍，提高工作效率。研究成果表明，運動可以使腦中分泌腦內啡，減輕疼痛感並且還有鎮定的功效；

三、步行時伴以昂首遠望，可以有助於調整長期伏案的姿勢，防治頸椎疾病；

四、提高夜間睡眠品質；

五、經常步行可以使骨骼變得強健，減少患骨質疏鬆症的可能性；

六、減少得乳腺癌的可能性。最近的研究成果顯示，在始終保持定期步行的女性中，高達百分之四十二的女性能夠預防乳腺癌。

需要注意的是，要想受益於以上諸多好處，特別需要每天堅持步行。一般來說，我們每天平均會走三千到四千步路。而最新的調查顯示，要想保持身體健康並達到最理想的狀態，那麼每人每天應該走一萬步。不過儘管走路人人都會，但是卻有很多人不知道正確的走法，下面是一些走路時應該注意的事項：

一、保持背部挺直、前胸展開的姿勢，這也是理想的呼吸姿勢。你可以想像一下有一根繩子從你的頭部一直延伸到天空，這有助於你保持正確的姿勢；

二、盡量提臀；

三、微微踮起腳尖，這樣才能起到更好的效果；

四、試著用腳後跟先著地，把身體的重心轉移到腳底外側，隨之再轉移到腳掌下面接近腳趾根的部分；

五、保持身體的每個部分都處於放鬆狀態，徑直向前走，呼吸要有節奏，保持身體的平衡。

對於「走班族」來說，還有些事情值得注意。例如就穿鞋來說，長距離步行最好選擇平底鞋，這就要求「走班族」在辦公室常備套裝和與之搭配的鞋子。另外，為保證工作時的清新，「走班族」還要準備止汗劑和洗臉用品，幫助汗水快速揮發，洗去路上的塵埃。

溫馨提示：

⊕ 在還沒到達目的地的時候，提前下車，步行走完剩下的路；

⊕ 每天多走幾層台階，可以多燃燒些脂肪；

⊕ 工作的時候，親自拜訪需要聯繫的人以代替發電子郵件。

三十六、被窩裡的健身操

早上起床的鬧鐘響後，許多人都會似醒非醒，覺得渾身不舒服。這個時候，如果能在床上對進行一些按摩或者做做健身操，則可以神清氣爽，有助於一天的精力充沛。如果能夠長期堅持，還可以除病健身，健康長壽。

我們在日常工作繁忙的時候可能很難抽出時間來專業鍛鍊身體，如果每天早上能早醒十分鐘，在床上做一套健身操，則是一件既省時間又收效甚大的事情。如果是夫妻兩個一起進行，還能在健身中促進感情呢！

(一)伸懶腰

睡醒後在床上做伸懶腰同時配合深呼吸的動作，反覆練習七到八次，有助於消除疲勞，加快清醒。

(二)轉頭與活動腳腕

睡醒後，人有時會感到頭昏腦脹，這是因為一夜睡眠使頭部和頸部肌肉變得僵硬，頭部血液循環不暢，致使頭部供血不足所致。如果躺在床上頭部向左右側轉動十到十二次，就可使頭昏減輕。同時，再轉動腳踝關節十五到二十次，可使下肢活動開來。

(三)仰臥交替體側屈

仰臥在床上，一手上舉，隨上身側屈，下肢用力伸直，左右側屈各做八到十次。

(四)仰臥下肢屈伸

在做完了上述的上肢運動後，你肯定會精神很多，睡意全無。接下來就可做些下肢屈伸動作。做法是一腿彎曲踏在床上，然後膝部伸直，兩腿輪流各做十五到二十次。

(五)仰臥舉腿

此動作有利於解除便祕，強健腹肌，從而有助於身姿健美。具體做法是，仰臥在床上，兩腿併攏屈膝。然後，小腿伸直上舉，腿與身體成九十度。接著腹肌用力，兩腿下落到四十五度角的傾斜度，腳腕必須屈成直角，跟腱必須伸直，保持這個姿勢片刻，然後還原成兩腿上舉姿勢，再重複這個動作十五到二十次。

㈥全身屈伸

此動作有助於舒展肩關節，具體做法是，俯臥床上，然後屈膝跪起，臀部上舉，兩臂伸向頭前方，胸部盡量觸及床面，兩肩向後翻，保持片刻。接著兩腿伸直，上身慢慢抬起後仰，稍停。最後還原成屈膝跪起姿勢，然後隨便做些按摩，同時做幾次深呼吸。

㈦仰臥轉腰

仰臥，兩臂各伸向兩側，成側平舉姿勢。然後一腿伸直上舉，將腰部扭轉倒向側方床上。這時腿和身體必須成直角倒下，上身始終保持仰臥狀態，肩不可抬起，否則效果就會大打折扣。此動作左右各練習十五到二十次，日久堅持的話，將有助於增強腰肌和腸胃的蠕動。

溫馨提示：

⊕ 在起床的時候，經常進行床上健身有助於全天精神飽滿；

⊕ 床上健身要想達到防病除病的目的，堅持是最重要的；

⊕ 每天早上早起十分鐘。

三十七、「飯後百步走」真的健康嗎

以前，人們常說「飯後百步走，活到九十九」。後來，隨著人們對這一說法的置疑，又開始說「要活九十九，飯後不要走」。其實，這兩種說法都不能一概而論，這兩種做法分別適合不同的人群。

一般來講，以下幾種人是不適合飯後散步的：

（一）老年人

對老年人來說，飯後馬上行走並非有益處的一件事。雖然行走對青壯年來說只是一種輕體力運動，而對老年人，尤其是七十歲以上的老年人則可能是一種中度以上強度的運動，容易加重心臟負擔。因此，老年人餐後可適當休息，以改善心肌供血。老年人的步行鍛鍊宜在早晚各一次，以沒有氣喘、自我感覺良好為度，每次可行走三十到四十分鐘左右，中途還可依據自身情況決定是否休息一下，以達到強身健體、養生益壽之目的。

(二)體質較差、體弱多病的人

對於體質較差、體弱多病的人來講，不但飯後不能散步，就連一般的走動也應減少，因為飯後胃的內容物增加，應平臥十分鐘。此時如果活動會增加胃的震動，加重其負擔，嚴重時會導致胃下垂。

(三)患有胃下垂的人

患有胃下垂的人飯後散步，容易出現腹脹不適，甚至出現噁心嘔吐等現象。

(四)患有貧血、低血壓的人

患有貧血、低血壓的人如果在飯後散步，由於大量血液供給胃部，容易造成腦部缺血，出現頭昏、目眩，甚至昏厥等現象。

(五)患有心腦血管疾病的人

患有高血壓等心腦血管疾病患者更不宜飯後運動，因為飯後胃腸的血流增加，而腦部的血流相應減少。再加上飯後胃部膨脹可反射性引起冠狀動脈收縮，使心肌供血減少。心臟負擔加重與供血不足的結合，就有可能加大心肌缺血供氧程度和範圍。而且，患有心腦血管疾病的人也不要飯後臥床，這是為了避免起身時因一時腦部血液供血不足而發生中風等意外。

(六)患有肝炎的人

對肝炎病人，尤其是肝炎活動期的病人，是不適合飯後走動的。因飯後胃腸道消化吸收的負擔增加，血液循環加快，進入肝臟的各種營養物質也增多了，肝臟的各種功能活動必定要加強，如果飯後散步，四肢血流量增加，而進入肝臟的血液量就會相應減少。為了保證肝臟的血流量和減輕肝臟的負擔，以利於受損的肝細胞能得到很好的修復，肝炎病人飯後最好先臥床休息一到二小時，再適當散步較為適宜。

因此，以上幾種人最好飯後平臥，抬高雙上肢和雙下肢，休息一段時間，使四肢的血液回流到循環中去，增加消化道的血流量，幫助消化，減輕腹脹。只要能持之以恆，消化道疾病如肝炎還有可能自癒。而且這幾類人除了不要飯後百步走，更不要飯後運動或洗澡。而適合飯後百步走的人，是那些長時間伏案工作或形體較胖、胃酸過多的人。這些人如果飯後散步二十分鐘，有助於促進胃腸蠕動、胃腸消化液的分泌和食物的消化吸收，是有利於身體健康的，但至少應在飯後二十分鐘後再開始百步走。

另外，就算是適合飯後百步走的人，在飯後散步也要注意氣候與溫度。如果是冬季，由於用餐環境室內外溫差較大，進餐的時候吃得大汗淋漓，而飯後馬上在冷風刺激下行走，容易引起感冒頭痛，加大心臟的供血負擔。因此，飯後適當靜坐，閉目養神三十分鐘然後再活動比較合適。

溫馨提示：

⊕ 飯後百步走並不適合所有的人，不要盲目這樣做；

⊕ 飯後平臥三十分鐘，對於患有肝炎的人大有好處；

⊕ 患有心腦血管病的人飯後既不要散步，也不要平臥，最好是靜坐三十分鐘。

三十八、塑造辦公室裡的優雅身影

快節奏的現代生活常常使我們不得不面對這樣的現實：整天忙著工作、學習，以致於難以抽出完整的時間來鍛鍊身體。不用擔心，面對這樣的現實，我們還是有辦法健身的。除了結合日常生活、勞動進行有意識的鍛鍊外，我們還可以見縫插針的利用一些空閒時間，忙裡偷閒的活動身體。下面介紹一下關於長期在辦公室工作的上班族應該注意的健康習慣和鍛鍊方法，如果能夠長期堅持，不僅有助於消除疲勞，促進血液循環，保持健美姿態，而且還能夠防止各類疾病。

（一）正確的工作姿勢

首先，在平常的工作中，我們要有正確的工作姿勢，這樣你才會平衡身體的承受能力，不會輕易感到疲勞：

一、坐姿。坐姿要挺直，要善於用靠墊和脊椎來承擔腰背的負重，不提倡彎著腰或者長時間保持一個姿勢，要間歇性的轉換一下姿勢來促進血液的循環和流動；

二、觀看電腦螢幕。螢幕應在視平線以下十度到十五度，與你的距離需保持三十五到六十公分，為了避免頸部過度伸展或屈曲以及眼部疲勞，螢幕的頂部不應高於視平線；

三、鍵盤及滑鼠擺放。滑鼠應靠近身體擺放。鍵盤的擺放應在身體坐正時手臂自然垂下時手肘的下方，這樣打字時手臂不至於疲勞，手臂的肌肉不至於積壓而血流不暢。理想的鍵盤傾斜度應為十度或以下，以保持腕部的正確操作姿勢及肩膀的自然下垂。

（二）具有活動身體的意識

在辦公室裡，我們要有一些活動身體的意識。比如說：若是近距離就以步行代替坐車往返公司；多走樓梯，少乘電梯；接聽電話和傳送文件時，可來回走動走動；與同事商談公事時，宜多作面談，盡量少用電話，以增加活動量；在休息時間時，做一些伸展頭頸及腰背的活動，減緩腰酸腿疼的感覺。這些做法十分簡單，但對我們減緩疲勞有極大的好處。

(三) 簡單易行的保健操

我們如果長時間坐著工作，特別是操作電腦久了，會感到很累。這時休息一下，做一下以下的運動，就能很快消除疲勞、恢復體力。

一、頭俯仰。頭用力向胸部低垂，然後向後仰伸，停止片刻，以頸部感到有點發酸為宜。如果兩手交叉抱在頭後用力向前拉，而頭頸用力向後仰，則效果更好；

二、頭側屈。頭用力向一側屈，感到有些酸痛時，停止片刻，然後再向另一側屈，同樣停止片刻；

三、頭繞圈。頭部先順時針，再逆時針用力而緩慢的旋轉繞圈。這個動作有助於增強頸部肌肉力量；

四、肩聳動。聳肩運動有三種：一是反覆進行一肩高聳，一肩下降；二是兩肩同時向上聳動；三是兩肩一上一下向前後畫圈旋轉；

五、體側轉。坐著，上身緩慢的輪流向左或右側轉動；

六、腿抬伸。坐著，小腿伸直用力向前抬起，腳面繃直，停止片刻，放下，再抬起。如果可能，也可臀部離座，全身盡量伸展，停止片刻，還原後再伸展；

七、膝夾手。兩手握拳，拳眼相觸夾在兩膝間，然後兩膝從兩側用力擠壓兩拳；

八、體放鬆。端坐座位上，全身放鬆，眼微閉屏除雜念，鬧中求靜，呼吸自然而深長。

由於我們在日常工作中大多是處於緊張狀態，所以全身肌肉都比較僵硬，各內臟器官系統都比較緊張。因而，想要使身體內外放鬆，最簡易的方法是分段放鬆法，即默想從頭一直到腳底一部分一部分的放鬆。經驗證明，練放鬆操可使全身神經、血管、肌肉全都得到舒緩，血液循環暢通無阻，新陳代謝旺盛，既可消除疲勞，又可防治多種疾病。

溫馨提示：

⊕ 保持正確的工作姿勢不僅不易疲勞，還有利於身體健康；

⊕ 在辦公室的工作中要盡可能的給身體創造活動的機會；

⊕ 在緊張的工作中，盡可能的抽出時間來練練放鬆操。

三十九、感冒了，不要再堅持鍛鍊

我們經常可以見到有些人得了感冒還堅持參加體育活動，認為「感冒發燒時，運動一下出點汗，燒就退了，病也就好了」。這是不對的，從防病治病角度來講，發燒時是不能進行鍛鍊的，尤其不能進行劇烈的運動。

儘管感冒後打打球、跑跑步，出一些汗後，感冒症狀的確會減輕一些。但這種情況只限於少數體質較強、感冒初期、症狀較輕的人，對於多數人來說，尤其是兒童、體弱者和老人，感冒時參加體育鍛鍊是有害無益的。

感冒是由病毒或細菌引起的急性上呼吸道疾病。人體為了抵禦入侵的病毒或細菌，要動員體內的防禦系統與之鬥爭，表現為一定限度內的體溫升高，白血球增多，細胞的吞噬作用、抗體的生成、肝臟的解毒功能等均增強。同時，體內的新陳代謝也加快，以提高身體的抗病能力。

這時，為肌體創造有利的抗病條件甚為重要，其中適當的休息就是重要的一條。如果感冒後再進行打球、跑步等體育鍛鍊，會使體內產熱進一步增加，代謝更加旺盛，這樣勢必造成體溫過高，進而使體內調節功能失常，使中樞神經系統的興奮性增高過度，體內的能量物質包括糖、脂肪、蛋白質等消耗過多，反而會削弱人體的抵抗力，並使氧的消耗量大大增加，以致加重心、肺等系統的負擔。

當感冒為細菌引起時，由於致病細菌大多為溶血性鏈球菌，少數為肺炎雙球菌，如不及時休息和治療，除了可繼發鼻竇炎、支氣管炎外，還有可能引起風濕病、腎炎等；當感冒為流感病毒引起時，全身症狀較重，除出現常見的感冒症狀外，還可能進一步引起肺炎等嚴重併發症，甚至繼發病毒性心肌炎。

值得注意的是，某些急性傳染病如流行性腦膜炎、病毒性肝炎等發病初期均可出現類似感冒的上呼吸道症狀，有時難以與感冒區別。如果得了這些病，再用體育鍛鍊的方法治療，後果就更加嚴重。因此，感冒發燒後，就不要再堅持鍛鍊，應該停止體育運動，並且進行充分的休息，以利於身體集中免疫力來戰勝細菌或病毒。同時應在醫生指導下服藥，感冒痊癒後休息幾天再參加活動為好。

溫馨提示：

⊕ 兒童、體弱者和老人，感冒時參加體育鍛鍊是有害無益的；

⊕ 身體素質較好者也不宜在感冒發燒時參加劇烈的體育運動；

⊕ 感冒時應該以多休息和及時服藥為好。

四十、赤腳走路，健康多多

赤腳走路是一項非常有益於健康的運動，我們常常能看到不少中老年人赤腳（或僅穿襪子）在鋪著鵝卵石的道路上來回行走或跳舞。中醫認為，人體的十二經脈均起始於足部，人體各個器官臟腑與足部有著密切聯繫，都有著各自的「反射區」。按摩足底某一個部位，就會反射到人體某一個器官，使其增強機體功能，從而達到健身的目的。

在國外，十九世紀的德國科學家克納普就提出赤足行走能預防和治療很多疾病的觀點，並強調其對神經系統的疾病特別有效。如今，世界上許多國家的療養院，都主張赤腳行走來治療神經系統及心血管等方面的疾病。

那麼，赤腳走路的健康原理是什麼呢？物理學家、生物學家和醫學家的研究表明，地球帶有大量負電荷，而地球周圍有個電離層，它由正離子組成。地球和電離層之間存在電場，一切生物都適應了這個環境。生活的現代化使人類脫離了負電荷，在我們的身體裡積累了過多的正電荷，因此使人變得容易生病。

從物理學的角度來講，人體是個生物電磁場，我們生活在大自然的大電磁場中，一旦大自然的平衡更改或被阻擋，身心便會引起病態。想想城市裡滿地柏油路，柏油也是不導電的物質，再加上乘坐橡皮輪胎的車子，現代人一天二十四小時在「絕緣體」世界生活，它所造成的問題是不容忽視的。

為防止靜電危害健康，人們應透過接觸地面來消除多餘的電能。數千年來，我們的先輩幾乎天天赤腳走路，接觸土地。但後來人們穿上了鞋，從而破壞了人體電能的平衡，靜電危害健康，穿膠鞋和化學合成鞋底的鞋子更有害。正是因為我們脫離了大地，才會經常感到腿腳酸痛。

因此，我們最好能多赤著足，在草地或沙灘上，行走半小時，或慢跑、快跑，這不僅可以刺激足底穴位，強身健體，也可把人體積存的無用靜電傳導給大地。而且，我們盡量穿布底、皮底鞋子，這有利於將靜電傳導給大地，特別是有病的人尤其要多和大自然親近，而且是在不穿橡皮鞋底的條件下。

另外，對於孩子來說，赤腳訓練對他們的生理和智力的發育有著極大的好處。

（一）益智

赤腳鍛鍊的最大貢獻在於能健腦益智，提升孩子的智力。腳是由骨骼、肌肉、肌腱、血管、神經等組織組成的運動器官，不少穴位與內臟器官特別是大腦都有連接神經反應點，醫學上稱為足反射區。孩子經常赤腳活動，可刺激並興奮密布於足底的神經末梢感受器，透過中樞神經的回饋作用，發揮調節包括大腦在內的器官功能，從而提高大腦思維的靈敏度和記憶力。由此，科學家提出了「要使腦袋靈，每天走萬步」的觀點。

(二) 健身

孩子活潑好動，腳汗分泌多，而潮濕的鞋子易生長、繁殖病菌，可能導致孩子腳部軟組織發生炎症。赤腳鍛鍊恰恰避免了這些弊病，不同程度的避免了足癬、雞眼和足部軟組織炎症等腳病的發生。

同時，讓孩子細嫩的足底直接與泥土、砂石接觸，不僅有益於足底皮膚的發育、提高足底肌肉和韌帶的力量，更有助於足弓的形成，避免或減少扁平足的發生，無異於腳的健美操。同時，赤腳運動對腳趾、腳掌心等部位也是一種良好的穴位按摩，能起到「健脾益胃消積、強心安神定志、補腎強骨明目、補髓益腦聰耳」等作用，對於小兒的遺尿、腹瀉、便祕、疳積等治療都有獨特的效果。

溫馨提示：

⊕ 平時盡量少穿化學鞋底的鞋子，多穿可以導電的鞋子，如布鞋、皮鞋；

⊕ 赤腳走路不宜在雨天或冷天進行，以免腳部受涼而導致疾病；

⊕ 小孩赤腳健身又健腦，但要注意不要造成腳部傷害。

四十一、倒走倒跑保健康

倒著走，是人體的一種反向運動。它消耗的能量比散步和慢跑大，對腰臀、腿部的肌肉鍛鍊效果明顯。倒著走不受年齡、性別和體質強弱的限制，不需任何器械，亦不受場地制約。

經常練習倒著走和倒著跑，不僅能提高腿部、臀部和腰部肌肉力量，而且這種方式比向前走或向前跑所消耗的熱量更多，因此能起到減肥的作用。倒著走不僅能除病健身，還能開發人體的潛能。由倒著走發展到倒著跑、倒立和倒著跳，此為「倒行四項全能」，多方受益。但要注意的是，倒著走是基礎，只有在倒著走已經熟練的基礎上，方可練習倒著跑，至於倒立、倒著跳更要慎重。熟才能生巧，過則不及，切記防止受傷是倒著行走最需要注意的事情。

下面是一些練習倒走的技巧。

㈠倒走的基本姿勢

倒走的基本姿勢可以分為雙手叉腰式、動肩甩臂的甩手式和曲肘握拳式。這幾種姿勢可以交替運用，截長補短，以自己最適應為準。

(二) 倒走時腳的動作

先用腳向後退，腳尖先著地，腳跟後著地，與日常的往前走的動作正好相反。頻繁的腳尖活動，刺激著腳上的經脈，變換著關節的角度，增加韌帶強度，活動了平時少動的肌肉群。

(三) 倒走時的重心平衡

後退時的前腿是動力腿，發力邁步，後腿是主力腿，負載全身重量，把握重心保持平衡是倒走中的關鍵，也是倒走中防傷保安全的保證，絕不可掉以輕心。

(四) 倒走時腰的動作

腰是腿腳的發動機，是身體上、下肢的協調機，在倒走中處於重要的地位。腦對腿、腳發力的指令，都是經過腰部傳送和組織的。腰能把肩、背、手腳四肢的動作在進行中予以協調，調整到最佳狀態，對倒行中出現的各種動作起到整體的平衡作用。

(五) 倒走時肩臂肘手的動作

倒走時，肩臂手肘與腿的節奏保持同步進行，腳邁一步，臂就擺一次，左右對應。左腿後退時，右臂向後擺，右腿後退時，左臂向後擺。開始練習時，有時會出現同手同腳。人一加速，同手同腳就會增加阻力，破壞平衡。因此，在一開始練習就應該注意糾正同手同腳。手臂的擺幅，可在四十五度左右，如肩背有疾病，擺幅還可大些，也可邊用手拍肩，左手拍打右肩，右手拍打左肩，對肩周炎有預防和治療之效。

(六) 倒走時頭的動作

頭宜正，頸宜直，目光平視。頭也可微微轉動，用兩眼餘光掃視道路，避開障礙物。頭轉動次數不宜太多，應少於腳後退次數，避免頻率過快產生頭暈。頭的轉動要與上下肢活動配合，形成一個和諧的整體。

(七) 倒走時應注意的問題

倒走時，必須強調三個基本原則：一是安全第一，二是循序漸進，三是持之以恆。

溫馨提示：

⊕ 初學倒走，一定要心平氣和，循序漸進；

⊕ 如果倒走沒有走熟，千萬不能練習倒跑；

⊕ 倒走健身不可在公路上進行，注意周圍的樹、石頭，以免跌倒或撞傷；

⊕ 有頸椎病或血壓不穩定的人，最好不進行倒走鍛鍊。

四十二、晚練益於晨練

鍛鍊身體的最佳時段，取決於季節、年齡和人體生理活動的規律。

初秋日出早，早晨五到六點鐘鍛鍊對中、青年人來說比較合適。這時天氣涼爽、空氣新鮮，有利於晨練者舒活筋骨，增強肌力。清晨鍛鍊的好處是空氣清新、環境相對安靜、空氣中含氧量高、負離子多，是人體舒筋活絡、鍛鍊身體的好時機。但也有其弊端，那就是清晨時人的基礎血壓高、基礎體溫高，腎上腺素要比傍晚高出許多，尤其是患有心腦血管疾病的人容易出問題。因此，清晨不宜做劇烈的運動，可選擇諸如散步、慢跑、打太極拳、做健身操等舒緩類運動，並要掌握合適的運動量，達到有氧鍛鍊的目的。在樹林中鍛鍊時，應在日出之後，因為日光與葉綠素起反應才能產生出更多的氧氣，否則日出前林中二氧化碳含量高，會對身體健康不利。

深秋至翌年早春，則不宜在早晨五到六點鐘鍛鍊。因為這時氣溫很低，寒氣襲人，對身體健康不利。尤其是老年人，下午四點鐘以後鍛鍊為好。

因此整體上來講，還是晚上運動益處更多。美國奧克拉荷馬州立大學健康中心的一位醫學保健專家研究指出，黃昏是最適宜從事體育活動的時間，在這段時間裡，體力和肢體反應的敏感度及適應能力，均達到最高峰，心跳頻率亦以此段時間為最平穩及偏低。所以，此時從事各類運動所引起的心跳速度及血壓上升的幅度較低，無疑對健康是有利的。

另外，根據實驗研究表明，睡前的鍛鍊也收效甚佳。其原因是睡前活動身體的作用能在睡眠的全過程中得到維持，尤其是做一些加深呼吸的運動，如活動橫膈膜或擴胸運動，此類運動能使人體整個系統充氧。處於較好充氧狀態的人，不僅睡得好，而且消除白天疲勞的速度也會大大加快。但需要說明的是，睡前鍛鍊應以做瑜珈、跳舞、散步等運動量較小的項目為宜，而且每次不要超過二十分鐘。

從人體生理學的角度看，傍晚鍛鍊更有益健康。生理學家研究發現，無論是對體力的發揮，還是身體的適應能力和敏感性，均以下午或黃昏時分為佳。例如人的味覺、視覺、聽覺等在此時最為敏感，全身肌肉、關節的協調能力最強，尤其是心率與血壓都比較平穩，更適合參加體育鍛鍊。而在早上，不僅感官不敏感，運動協調能力較差，心率與血壓的波動也比傍晚大得多，這對健康會構成威脅。所以中老年人，尤其是患有高血壓、冠心病的人不宜晨練。

而且，晨練之後，人體的免疫功能會有所下降。據調查，許多晨練的游泳運動員出現免疫功能下降。經測試，他們體內的一些激素明顯升高，這些激素對人的免疫功能有抑制作用。測試後還發現，晨練之後，唾液的流動速度明顯減慢，說明人們抵禦感染的能力也就大大減弱了。

溫馨提示：

⊕ 晨練之後，人體的免疫功能會有所下降，所以體質較差者不宜進行晨練；

⊕ 黃昏是最適宜從事體育活動的時間；

⊕ 睡前的鍛鍊，其運動幅度不宜太大，時間不宜過長。

四十三、跑出新花樣

大家都知道，跑步是一項方便簡單的健身形式。跑步對人體的作用比較全面，能鍛鍊人的心臟，增加身體的最大攝氧量，增強人體的活動能力。特別是對於中老年人來說，跑步可以促使冠狀動脈保持良好的血液循環，保證有足夠的血液供給心臟，從而可以預防冠心病。適當的跑步，尤其是慢跑，還能增進食慾，幫助消化吸收功能較差、體重不足的虛弱者增加體重。

但是，跑步雖然簡單，其形式卻是多種多樣的，下面就來看看跑步健身的新方法：

(一) 有助於減肥的水跑

在水中跑是一項非常有效的健身法。運動學專家說，水的阻力是空氣阻力的十二倍，在水中跑四十五分鐘即相當於在陸地上跑二小時。因此，透過水中慢跑不僅可以去除腹部多餘的脂肪，而且能夠使雙腿變得修長，這對於希望減肥的人來說是個很好的鍛鍊方法。

水跑時，身體應垂直懸浮於深水中，鼻孔比水面稍高一些，四肢用力划水，最好能像在水中撲騰的鴨子一樣。但要注意循序漸進，在水中慢跑四到五分鐘後，心跳速度不應超過每分鐘一百二十到一百三十次，並以運動和休息兩種狀態交替進行為宜。

(二) 有益身心的手跑

顧名思義，手跑就是以「手」為中心進行的健身活動，這是健身專家設計的一種新型健身運動。「手跑」不僅能起到與慢跑相同的健身效果，而且還有助於防治老年人常見的肩周炎、網球肘、關節炎等疾患，對於腿腳不便或有殘疾的老年人特別適合。

健身者可躺在草地上、沙灘上或墊子上進行手跑，當然床上也行。仰臥身體，雙臂向上伸直，活動手指，甩動腕肘部，伸展手臂等，目的是促進血液循環，讓整條手臂的所有關節都能活動開。

(三) 健腦強體的雨跑

一場毛毛細雨，不僅可使植物更翠綠、路面更清潔，而且能消除塵埃，讓空氣更乾淨、清新。另外，細雨滴灑時產生的大量負離子，有「空氣維生素」之譽，能鬆弛神經，降低血壓，加強新陳代謝。因而，細雨中慢跑有許多晴天慢跑無法比擬的保健作用。

除了健身強體外，雨中慢跑還是一種很好的健腦活動，有利於大腦由緊張趨於平靜，對心理和精神起到調節作用。

溫馨提示：

⊕ 以健康減肥為目的的跑步，時間不應少於二十分鐘，以保持均勻呼吸為宜；

⊕ 水中慢跑有助於健身減肥；

⊕ 腿腳不靈便或有殘疾的老年人可以採用手跑的鍛鍊方式；

⊕ 接受雨水淋浴按摩的雨跑能消除疲勞及鬱悶，達到健腦強體的目的。

四十四、偶爾健身等於暴飲暴食

在週一到週五期間，有許多人忙於工作，可能根本就抽不出時間來鍛鍊身體，於是到了週末期間會進行集中式健身以彌補鍛鍊不足。但是，這樣做危害很大。健身專家指出，缺乏運動會傷害身體，但偶爾運動對身體會傷害更大，無異於「暴飲暴食」。

研究發現，偶爾參加體力活動的人的死亡率是經常參加體育運動的人的一倍。對於那些不能長期堅持運動的人們來說，偶爾運動一下，將會加重生命器官的磨損、組織功能的喪失而致壽命縮短。

專家認為，健身效果主要是訓練痕跡不斷積累的結果。所謂訓練痕跡，即運動後留在健身者身體上的良性刺激。若健身時間間隔過長，在訓練痕跡消失後才又進行鍛鍊，每一次訓練都等於從頭開始。經常進行適度的而不是偶爾的健身鍛鍊可以延長壽命，且對心理健康有積極的作用。但是，經常在辦公室裡坐著辦公的人基本上適應了沒有運動的狀態，如果在週末突然拿出許多時間集中鍛鍊，反而打破已經形成的生理和身體平衡，其後果比不運動更差。

因此，合理有效的做法是每週訓練五到六次。週末健身族由於時間限制，平時雖不能像週末有充裕的時間，但完全可以選擇適宜的項目，在茶餘飯後就地、就近進行適度的鍛鍊，就能使訓練痕跡像鏈條一樣連接起來。這樣，鍛鍊才能真正獲得提高體能、增進健康的效果。

溫馨提示：

⊕ 突擊鍛鍊不如不鍛鍊；

⊕ 上班期間可做做辦公室裡的健身操以鍛鍊身體；

⊕ 每週至少要保持五到六次的鍛鍊。

四十五、夜間運動有利於修身

夜間運動其實就是睡前運動。人在睡覺前活動身體的作用能在睡眠全過程中得到維持，尤其是做一些加深呼吸的運動更是如此。比如活動橫膈膜或擴胸運動，這種運動能使人體整個系統充氧，這樣不僅會睡得很好，還能加快消除白天的疲勞。

夜間運動還對減肥和塑身有很大的好處，如果你是肥胖或者局部肥胖的朋友，如果你要減肥或者塑身，那麼你一定要堅持做做睡前操。下面教你兩個動作，一定會讓你的減肥和塑身能夠持續下去而又不必擔心反彈！

(一)屈膝抱頭

第一步，身體平躺在床上，兩個膝蓋微微彎曲，雙手抱頭並吸氣；

第二步，雙手抱頭，然後讓自己的身體慢慢抬離床面，收腹吐氣，到最高點時停約十秒；

第三步，讓自己的身體在最高點上慢慢放平，重複動作三十次。

這套操可消除腰、腹部贅肉，達到減肥健美的效果。

(二) 仰臥抬腿

第一步，讓自己仰臥躺在床上，兩腳併攏緩緩抬起，抬到與身體成九十度時慢慢放下，注意肩膀和手臂不能用力，膝蓋不能彎曲；

第二步，兩腳抬起後在離床面三十公分處停下來，靜候一分鐘，重複做十次。

這套操可使膝蓋變小，腰變結實，提臀，下腹部和胃部贅肉消失。

溫馨提示：

⊕ 做仰臥抬腿這套睡前操時，一開始停止的時間約十五到三十秒即可，逐漸拉長到兩分鐘；

⊕ 晚飯不能多吃，否則在夜間運動時反而不利於健康；

⊕ 夜間運動的動作不要太激烈。

四十六、鍛鍊方法要注意「保鮮」

鍛鍊身體有益於健康，這是我們每個人都知道的道理。但是，經常用一種方式進行鍛鍊可能會有點單調，有沒有想過讓自己的鍛鍊方法更新鮮一點呢？

其實，想要新鮮的鍛鍊方法並不困難，我們這裡給您介紹幾種比較「另類」的鍛鍊方法，不僅鍛鍊效果不錯，而且還可以讓你感到新鮮刺激。

（一）路緣上練平衡

這是一個鍛鍊身體平衡非常好的方法，你只要每天用半個小時的時間練習，堅持下去，對身體和大腦的平衡能力一定大有幫助，對健康也很有好處。

開始的時候，要注意走慢一點，否則可能會踩空、扭傷腳踝，嚴重的時候還可能造成骨折。然後再逐漸加快速度，提高鍛鍊的效果。不過最好不要選擇在馬路邊上鍛鍊，最好在社區裡進行，以免出現危險。

（二）穿「鐵鞋」鍛鍊身體

聽起來似乎有點不可思議，還有「鐵鞋」可以穿？

的確有這樣的一種鍛鍊方法。實際上這是一種負重訓練，如果採取正確的訓練方法或有專家的指導，對患有關節炎的病人大有好處。曾經就有這樣一個人，穿了一雙五十五公斤的大鐵鞋，為了平衡身體，他又背了四十五公斤的沙袋在身上，就這樣堅持了好幾年，受益匪淺。

只是，因為要長時間負重行走，因此會讓小腿負重過大，容易引起膝關節韌帶承受過重，出現脫臼。所以如果您選擇這種方法鍛鍊，一定要慎重。

(三) 綁沙袋練腿力

我們經常會在武俠電影中看到這樣的情景：一個人在自己的腿上綁好多沙袋練腿力，最後練成一身好武功。

實際上，我們現在也可以使用這種方法來練習腿力，而且綁的沙袋越重，練習的時間越久，腿力也越能得到鍛鍊，並且還可以協調身體其他部位的功能。經常堅持，對老年腦血栓、四肢麻木等疾病都有很好的預防和治療作用。

不過，在開始練習時，一定要注意別綁太重，否則不利於腿部的血液循環，反而會傷害身體。

(四) 大喊大叫可健身

在清早和傍晚，很多人都會在郊外健身。大喊大叫就是一種不錯的方法，它可以把肺葉下的濁氣逼出，加強血液的攜氧量，喊過後會頓時感到精神振作、心平氣和，而且還可以增強胃腸蠕動，促進胃液分泌，健體強身。

不過，這種鍛鍊方法雖然可取，但也要適量。每天只要痛快的大喊幾聲就可以了，不要太久，喊的次數也不要過多，否則可能會導致大腦缺氧，嚴重的時候甚至會休克。所以鍛鍊的人一定要根據自己的身體狀況而行。

鍛鍊的目的是為了強身健體，因此要根據自己的體質來決定鍛鍊的方案和強度，不必過於追求新鮮和另類。只有每天堅持，方法得當，才可以永保健康。

溫馨提示：

⊕ 新鮮的健身方法不僅可以帶來健康，更會增加你鍛鍊的興趣；

⊕ 即使選擇新鮮的健身方法，也要注意合理和適度。

四十七、鍛鍊前二個小時進食

我們一般都會選擇在早晨和傍晚鍛鍊身體，雖然這個時間段看起來比較合理，但也有一些弊端。如果你選擇早晨鍛鍊，很多人會空腹進行；而選擇晚上呢，則可能是剛剛吃完飯就去鍛鍊。實際這些都是不太正確的。

很多喜歡早晨鍛鍊的老年人可能有這樣的經歷，就是在早晨鍛鍊後常常會感到頭暈、心悸，有的人還感到腿軟、站立不穩，甚至突然摔倒。這是什麼原因呢？

其實，這是空腹晨練造成的。空腹晨練實際上有潛在的危險，因為經過一夜的睡眠之後，腹中已經空空的了，熱量會明顯不足，再加上體力的消耗，就會使大腦供血不足，哪怕只是短時間的鍛鍊，也會讓人產生不舒服的感覺。最常見的症狀就是頭暈，嚴重的會出現心悸、腿軟、站立不穩等症狀。

還有一些人，空腹鍛鍊後會馬上進食，其實這也不合理。最近有科學家比較了鍛鍊前後進食的效果，結果發現，如果在鍛鍊前進食，那麼身體對蛋白質合成的促進作用會遠遠大於鍛鍊後進食。很明顯，這是因為鍛鍊前進食使鍛鍊剛結束那段時間身體可利用的胺基酸增加了。

我們在鍛鍊時，碳水化合物是身體主要燃料的來源，適當的增加一些蛋白質、脂肪或纖維成分的攝入，可以降低體內碳水化合物的消耗速率，使燃料更加持續長久，保持能量源源不斷的提供給身體。

那麼，究竟在鍛鍊前多久進食才最合理呢?營養學家認為，在鍛鍊前一到二小時內適量進食是最正月的，這樣可以從攝入的碳水化合物和蛋白質中獲取一百五十到兩百五十卡路里的熱量，最能夠滿足身體對熱量的需求。建議吃一些鬆軟、可口、溫熱的食物，如熱豆漿、熱牛奶、粥、燕麥片等，而且最好分成小份吃：如半個蘋果、一勺花生醬、再加半杯果汁，或者吃一兩碟可口的小菜佐餐或素炒胡蘿蔔絲等青菜，量雖不必大，但卻可以吃得營養均衡、舒服，而且對你準備進行的鍛鍊也有幫助。

溫馨提示：

⊕ 不宜空腹進行鍛鍊，最好能夠在鍛鍊前二小時吃點東西，以補充身體對熱量的需求；

⊕ 可以選擇吃一些鬆軟、溫熱的食物，這樣易於被身體消化和吸收，並能夠提供身體所需的熱量。

第五部分　服飾習慣

四十八、領帶過緊，視力受損

打領帶是許多職業人士工作時的著裝要求。工作時，穿西裝、打領帶，可以顯得整潔、大方和幹練，是一個男士在正式場合的標準裝束。在一些大公司，有許多職業女士也打領帶，讓人看起來顯得特別自信、特別精神。一條小小的領帶，能使人們風采倍增。

領帶確實能使我們的著裝顯得莊重且不失雅致。但是，打領帶也有需要我們注意的問題，如果領帶打得不當，是會影響視力健康的。曾有一位銷售總監，他的工作要求他必須在工作時打領帶。但過了一段時間之後，他總是感到頭暈腦漲，視物不清，這樣的情況持續了大半年。他最初以為是工作壓力過大所致，也就沒有及時去找醫生，直到後來不能工作才開始尋醫，但他找了許多醫生都不能查出到底是什麼病症。後來有一個醫生，仔細檢查了他的生活方式，終於真相大白。原來他有一個習慣，那就是每天早晨會把領帶打得非常緊，這就是致病的原因。

領帶打得過緊時，會壓迫頸動脈和神經，阻礙人體正常血液流通，造成腦部缺血、缺氧，導致正常營養供給受限，累及視神經和動眼神經，使眼內壓增高，從而出現眼睛腫脹、視物模糊等症狀。美國一家眼科診所曾做過一項試驗，試驗者被要求打上領帶。三分鐘後，大部分接受試驗的人的眼睛內部壓力已經升高了百分之二十。研究人員由此推測，這可能是由於大部分的頸部靜脈受到過緊的束縛，導致血液流出受阻，並引起倒流的結果。

其實，如果把領帶打得過緊，除了視覺輕微模糊之外，還會因無意識的眨眼而導致眼疲勞，加重了視神經的負擔。特別是一些從事文書工作的辦公室人員，在低頭工作時，領帶會再更緊些，眼的不適症狀會更明顯。長時間處在這種情況下，人的心情也會煩躁不安。把領帶打得過緊，除了會造成頭暈腦漲、視力下降外，還會導致各種眼科疾病。

(一) 領帶過緊易患青光眼

一項科學研究表明，領帶打太緊會增加罹患青光眼的機率。青光眼是眼科的常見疾病，一旦導致失明是不可恢復的，所以預防工作是非常重要的。如果領帶打得過緊，會壓迫頸部血管，導致眼內壓上升。而眼內壓的升高是患青光眼的主要因素之一。如果一個人在日常生活中，領帶經常打得過緊的話，會持續性的出現高眼壓而產生青光眼，引起視神經、視網膜的損害，以致失明。

(二) 領帶過緊易發白內障

領帶打得太緊會壓迫靜脈，從而在幾分鐘內引起眼部血壓升高。而眼睛內部的高血壓是迄今為止發現的造成白內障的最主要因素，頸部較粗和整天打領帶的白領人士患上白內障的機率要遠高於不打領帶的人。

除此之外，衣領過緊還會影響頸椎的正常活動，從而容易引發頸椎病。

正是因為領帶的鬆緊度與上述潛在的、對視力健康可能有害的因素相關，所以眼科醫生勸告打領帶的人，應讓脖子有個適當的自由度，不要打得太緊，有利保護眼睛。在穿西裝、打領帶時，盡量使衣領寬鬆一些，給自己的脖子留點「空間」。長時間從事文案工作的人，不要低頭工作時間太長，應常眺望遠方，讓眼睛得到休息。

對於中老年人來說，由於身體生理機能逐漸衰退，頸部應避免承受較大的壓力。中老年人在選擇襯衣時，領口一定不要過小，如果需要打領帶的話，也一定不要打得過緊。

溫馨提示：

⊕ 在不影響外觀的前提下，領帶要盡量打得寬鬆一些；

⊕ 長期伏案的打領帶者不要低頭時間過長；

⊕ 患有心腦血管病的人，穿衣時領子宜松，最好不打領帶。

四十九、新衣買回，洗洗再穿

有些人在買回了自己滿意的新衣服後，總是要馬上穿上來感受新衣服帶來自己的舒適和愉悅。殊不知，這種習慣對健康可沒有什麼好處，因為新衣在買回來的時候並不「乾淨」。有的人覺得衣服都是新製作的，又用塑膠袋包裝得嚴嚴實實，怎麼會不乾淨呢？所以常常買回去沒有洗就直接穿，這往往容易引起過敏或其他疾病。

有這樣一個病人，她的前胸和後背出現不少紅色的斑點，她曾經到藥店買了一些藥膏塗抹，結果斑點不僅沒有淡去，反而越長越大。透過仔細詢問，醫生發生，原來那位的女士內衣是罪魁禍首。那套內衣是在某商場買的，那位女士特別喜歡，回去後沒洗就穿上了。結果沒過幾天，她就感覺身上發癢，出現了上述症狀。

出現上述情況，主要有兩種原因，一種是衣服染料引起的過敏，一種是新衣內含有的物質造成的過敏。

（一）新衣內含有甲醛

衣服在製作和保存過程中，為了防皺防縮，在出售之前往往要採用藥物處理，其中一種防皺品就是甲醛。儘管新衣在到消費者手中之前經過了許多處理環節，但仍會殘留部分甲醛，它對人體是有害的。

甲醛是一種細胞毒性物質，除了會引發呼吸道炎症和皮膚炎症外，還可誘發癌症。穿上甲醛超標的衣服，甲醛會慢慢的釋放出來，人吸入體內後會引起中毒，表現為打噴嚏、咳嗽、視物模糊、頭暈、頭痛、乏力、口腔黏膜糜爛、腹痛、嘔吐等；隨著病情的惡化，可出現聲音嘶啞、胸痛和呼吸困難，嚴重的可出現喉嚨水腫、肺水腫、窒息、昏迷、休克，直至死亡。皮膚長期接觸甲醛還會引起皮疹、接觸性皮炎。

甲醛還是一種致癌物質，美國國家毒理學計劃描述甲醛為「已知人類致癌物」，已被列為鼻咽癌的致癌物。

(二) 新衣內含有許多細菌

衣服在製作過程中會沾染許多灰塵和細菌，布料和染料中含有各種化學成分，這都是致病致敏源。而且，一件衣服的布料從切割裁縫到成品出貨，再經由店面的人員銷售和各種顧客的挑選，每個環節都是要經過人「手」來做。你可以想像一下新衣內會夾帶多少細菌，如果直接穿上，肯定是一件極不衛生的事情。

衣服由於與人體親密接觸，安全性最重要，那麼如何來避開新衣帶給我們的不利影響呢？

(一) 明確三項標準

從硬性指標上來講，常用的衡量服裝安全性的化學指標主要有甲醛、酸鹼值和異味這三項。服裝含甲醛不能超過國家的強制性標準，酸鹼值應在四到七點五之間，至於異味則只需聞一聞就可感覺得到。選購有品牌和信得過的製衣企業是保證上述安全性的簡單辦法。盡量不要為了便宜而買劣質布料的服裝，因為這樣的服裝中含甲醛的量可能會更多一些。另外，買服裝要注意服裝上的各種標識，以防買到劣質和仿製服裝。

(二) 洗一洗再穿

新衣服買回之後，一定要先洗一洗再穿。因為甲醛易溶於水，洗一洗能減少它的含量。如果能用食鹽水浸泡後再穿，會更有利於健康。因為食鹽不僅能夠有效的消除甲醛，還能殺菌和防棉布褪色，一舉數得。

溫馨提示：

⊕ 新衣內含有甲醛和各種細菌，買回去後一定要洗一洗再穿；

⊕ 食鹽水能夠消滅新衣內的各種有害物質；

⊕ 買新衣服盡量不要為了便宜而買劣質布料的服裝。

五十、別讓衣服越洗越髒

平時和我們身體接觸最親密的莫過於每天穿在身上的衣服了，穿一身整潔舒適的衣服會令我們保持身心愉快。要做到這點，就需要我們平時在洗衣服的時候養成良好的習慣，才能保證我們洗出來的衣服既乾淨又衛生。

那麼，容易被我們忽視的不良洗衣習慣有哪些呢？

㈠一桶水洗到底

有些人在洗衣服的過程中不換水，先洗內衣褲，然後洗外衣，再洗襪子等雜物，一桶水洗到底，最後洗衣機裡的水又髒又黑，極不衛生。特別是將女性的內衣、內褲與襪子、外衣等物一起混洗危害更大，因為這有可能會引起女性陰部疾病。

㈡各種衣物一塊洗

有些人為了省力氣、圖方便，把所有需要洗的東西放在洗衣機裡一起洗。殊不知，這些不同的衣服在洗衣機攪拌、摩擦的過程中，衣物上的細菌、顏色、脫落的纖維都不可避免會互相汙染。

(三) 喜歡到洗衣店洗衣服

洗衣店要洗很多人的衣服，有健康的人的，有病人的，或許還有傳染病病人的，而洗衣店的工作人員沒辦法分辨要洗的衣服都是些什麼人的。所以不同人的衣服經常會用同一台洗衣機，有些沒有良心的洗衣店為獲利而偷工減料，省去消毒處理手續，很容易導致疾病傳染。

(四) 洗衣機從不清洗

有些人家裡的洗衣機從不清洗，只要洗衣機還能運作就一直洗，以致滋生了不少病毒、細菌。洗衣過程裡的汙物和細菌會沾染到衣服上使人致病。

(五) 過量使用洗滌劑

洗滌劑大多是烷基苯類化合物，對皮膚有一定的刺激性。如果在洗衣過程中使用量過大，或者漂洗不乾淨，衣服上會殘留有洗滌劑，穿上這樣的衣服也會對身體產生不利的影響。

列舉了以上那麼多不良的洗衣習慣，那麼我們在平常的洗衣過程中，應該怎麼做呢？

(一) 洗衣前小心查看衣物標籤上的洗滌指示

衣物的標籤上會標示適宜或不適當的洗滌劑，比如洗衣粉適用於可以水洗的衣料，如棉、麻、化纖及其混紡品，但不能洗滌絲質、毛料衣物及其混紡品。

(二) 將衣物分類

為防止洗衣過程中的交叉汙染損害人體健康，需要將衣服分開洗，這是浸泡和洗滌前的關鍵步驟，正確的洗衣方法是：

一、把新買的有顏色衣物單獨洗滌，觀察其是否褪色；
二、各人的衣服最好單獨洗，至少應把小孩、大人的衣物分開洗；
三、健康者、生病者的衣服分開洗；
四、內衣、外衣分開洗；
五、不太髒的衣服和髒的衣服分開洗；
六、不同顏色深淺、材質的衣服分開洗；
七、胸罩、內衣褲、襪子最好單獨用手洗；
八、洗衣時不要放太多洗滌劑，要多漂洗幾次，特別是內衣褲；
九、乾洗的衣服拿回來要充分晾曬，等化學洗滌劑完全揮發後再穿；

十、洗衣機應經常清洗和消毒。

(三) 預防衣物的損壞

洗滌前，將棉衣或夾克翻成內裡朝外，蕾絲衣物、尼龍襪等，放入洗衣網內洗滌；當洗衣桶內裝滿已經充分浸水的衣物時，輕輕按壓，使衣物重量平衡；如果衣物上有很長的衣帶或鈕扣，將衣帶繫緊，並扣上鈕扣。

溫馨提示：

⊕ 要養成定時清潔洗衣機的習慣；

⊕ 使用洗滌劑前要認真閱讀使用說明。

五十一、莫以束腰求苗條

追求身材苗條是許多女性的願望，於是採取了各式各樣的瘦身計劃，例如節食、運動、練瑜珈等。當這些計劃沒有明顯效果的時候，許多女性採取了束腰的辦法，就是用寬寬的腰帶或馬甲束緊腰部。這樣做，確實使乳房、臀部凸出一些，從而使腰身變得纖細。但是，從醫學研究上來看，腰勒得太緊會對身體造成很多傷害。

（一）影響呼吸和大腦供血

由於人的呼吸除了依靠肺部有節奏的收縮外，胸部及腰部的起伏也起著重要作用。長時間的束腰勢必會影響腹式呼吸的正常進行，同時壓迫位於腹腔深部的下腔靜脈，導致回流心臟的血液減少，也就會相對減少心臟射出的血量，引起大腦供血不足。

（二）引起消化不良

束腰會妨礙腹腔臟器的血液循環，影響胃腸的正常蠕動，胃也會因經常受到強力壓迫造成胃下垂，使胃的機能衰退，蠕動力遲緩，引起消化不良。

（三）易患婦科病

如果束腰時間過長，會影響腰、腹部血液循環，造成盆腔淤血，很容易引發月經不調、痛經等婦女疾病。

（四）易患痔瘡

人的肛門周圍有痔靜脈。通常情況下，肛門周圍的結締組織比較疏鬆，血液運行也通暢。但當無論何種原因引起的腹部壓力增大時，痔靜脈內的血液回流都將受到阻礙。如果持續性束腰過緊，痔靜脈就會扭曲成團，局部血流將嚴重受阻，時間一久，就容易導致痔瘡形成。

顯然，為了使自己的蜂腰纖細而束腰是不可取的。想擁有一個苗條的身材是有許多其他辦法的，如透過腰部健身鍛鍊以達到目的。當然，我們應先瞭解自己的腰部是否符合理想的腰圍，據研究，年輕女性的腰圍如果等於身高減去一百，就屬於正常而健美的腰圍。例如，身高一百六十公分的女生，腰圍應六十公分。結合東方女性骨骼的大小而定標準的話，應先用皮尺繞手腕最粗一周，量取手腕骨骼的尺寸（腕圍）就可推算出理想的腰圍了，即腕圍乘以四等於腰圍，比如腕圍是十六公分，理想的腰圍便是六十四公分。如果經測量你的腰圍較粗或脂肪較多，首先應該進行腰部體育鍛鍊，只要持之以恆，三個月就可初見成效。具體鍛鍊程序如下：

一、仰臥床上，兩手枕於腦後，兩腿屈膝。兩腿同時先向右側，盡量觸及床面，背部不得離床。換方向再做一次；

二、仰臥床上，兩臂伸直置於頭兩側，先向左滾動一到一點五公尺，再向右滾。重複三到四次；

三、仰臥床上，仰臥起坐和舉腿交替運動，可有助於鍛鍊胃部和腰腹部周圍的肌肉，縮小腰圍，美化下腹部的外形；

四、站立，雙手叉腰，做扭腰運動，能提升側腹肌，從而使腰圍纖細；

五、坐於凳上，兩腳用東西固定，兩手置於腰後，身體後仰，坐起，再後仰再坐起，重複做十到十二次。

經以上幾節腰部運動鍛鍊後，最好洗個溫水澡，再自我進行腰部按摩，效果會更好。

溫馨提示：

⊕ 處於青春期的女性盡量不要束腰，否則會影響身體的正常發育；

⊕ 束腰千萬不要束得過緊；

⊕ 長時間束腰會對身體會造成傷害，因此下班或夜間休息時要解開束腰帶，換上寬鬆柔軟的衣褲；

⊕ 如果因束腰出現腹部器官不適的症狀，要及時就診並聽取醫生的意見。

五十二、乾洗衣服學問大

現在，有許多人選擇把自己的衣服送進乾洗店進行乾洗。這樣做，一來方便省時，二來有許多衣服不適合水洗。但是，有些事情是關係我們健康的，需要我們特別去注意。

乾洗的另一說法叫化學清洗法，就是用化學洗滌劑，如四氯乙烯、汽油、三氯乙烯等，經過清洗、漂洗、脫水、烘乾、脫臭、冷卻等工藝流程，從而去除衣物汙垢汙漬。目前，乾洗各種衣物普遍使用四氯乙烯作為溶劑。

四氯乙烯是一種毒性很強的溶劑，長期和四氯乙烯液體接觸，會使人的皮膚變得乾燥和粗糙。過量的四氯乙烯會刺激眼睛，引發身體不適。人如果吸入大量高濃度的四氯乙烯氣體會失去知覺、呼吸困難，甚至昏迷。略帶潮濕的乾洗衣物，其所散發出來的氣體，會嚴重汙染室內空氣。盛放各種乾洗衣物的塑膠袋，則會保留那些有毒的溶劑。

有專門的機構曾對乾洗店做了一次檢測，結果表明，在乾洗前、中、後三個階段，乾洗店內的四氯乙烯平均含量分別為每立方公尺十六點六、十七點四、三十九點三毫克。因此，如果你從乾洗店取回了衣服，一定不要馬上穿，而應放在陽台等通風處晾曬五到七天，以待乾洗劑充分揮發。而且，如果你把衣服送去乾洗店，在洗完後也不要急於取回。因為衣服在高溫乾洗的過程中，衣物纖維會吸收部分乾洗劑，幾天後才會揮發殆盡。嚴謹的乾洗店裡大多有這樣的規定：乾洗後的衣物必須晾置二十四小時後才能讓顧客取走。

如果穿了含有大量乾洗劑的衣服會對人體產生很大的危害。環保局曾在一次檢測中發現，由於穿了未經過充分晾曬的乾洗衣服，五天後一位市民的呼吸氣體中仍殘留有四氯乙烯成分。而人體一旦急性的吸入四氯乙烯，將出現眼、鼻、喉黏膜刺激症狀，輕者眼痛、口乾、流鼻涕，重者會頭痛、眩暈、運動失調甚至昏迷。

還有一個重要的問題需要注意，那就是內衣盡量不要乾洗。現在，許多高級襯衫、羊絨內衣、保暖內衣、絲質內衣幾乎每個家庭都有，這些衣物的乾洗也已是平常的事。內衣乾洗量的加大，增加了人們接觸四氯乙烯的機會。為了減少四氯乙烯的侵害，最好的辦法就是貼身衣物不乾洗，以免衣物上殘留的乾洗劑對人體造成不良影響。取回衣物後，最好懸掛四十八小時之後再穿。此外還應注意的是人造皮革、仿鹿皮、帶塑膠鈕扣的衣物不能乾洗，因為此類衣物容易被洗壞，而塑膠扣則易溶化。對於孕婦和兒童來說，要盡量少去乾洗店。

在乾洗衣服的過程中，除了關注與健康有關的問題外，還有一些細節需要注意：

一、盡量選擇設施齊全、正規有信譽的洗衣店，不要貪圖便宜而去一些小店，以免出現「省小錢，吃大虧」的現象；

二、在乾洗衣服之前，要仔細檢查衣服是否有損壞、磨損等現象，並與洗衣店當面核實衣物新舊程度，最好能與店主簽訂衣服被洗壞的書面賠償協議，以免事後引起糾紛；

三、對於較貴重的衣物，一定要將衣服的品牌、布料、顏色以及雙方所認可的保值金額等內容在服務單據上寫清楚，並約定賠償的金額，一旦衣物被洗壞可憑此單據進行索賠。

溫馨提示：

⊕ 內衣不要拿到乾洗店乾洗；

⊕ 孕婦和兒童盡量少去乾洗店；

⊕ 從乾洗店取回衣服後，應放在陽臺等通風處晾曬五到七天，待乾洗劑充分揮發後再穿。

五十三、心臟不好不要戴耳環

現在，越來越多的人喜歡戴耳環，不僅僅是女性，有一部分男性也開始戴耳環了。的確，戴耳環可以為人們增添別樣的韻味。正常來講，戴耳環並沒有什麼壞處，但有些特殊人群是不適合戴耳環的，例如心臟病患者。在美國，有一位研究人員宣稱，包括穿耳洞在內的身體創傷會使先天性心臟病患者發生致命感染的危險大大增加。

這個結論是美國一家診的研究員透過對四百四十五名先天性心臟病患者的研究得出的。研究人員發現，四分之一的參試者發現有心內膜炎，這是一種因身體某部位遭受創傷而導致的心臟瓣膜炎症。

研究人員說，無論何種身體創傷都會給各種致命病菌乘虛而入侵襲人體創造機會，其中就包括在耳垂上戴耳環。一些專家也說，人體一旦受到創傷，就必然會破壞人體的第一道防線，也是最主要的保護組織——皮膚，於是細菌侵入人體就易如反掌。如果再加上不合規矩穿洞手術操作，那麼發生感染的危險就更大。

除此之外，老年婦女穿耳洞戴耳環比年輕女性更容易引發久治不癒的炎症。因此，中老年人不管有沒有心臟病，都應該慎戴耳環。如果要穿耳洞，也要在穿耳孔手術前服用抗生素，並保證手術過程無菌。

溫馨提示：

⊕ 心臟病患者最好不要戴耳環；

⊕ 中老年人不宜穿耳洞戴耳環；

⊕ 不管是什麼人，如果要穿耳洞，一定要到合法醫院，以保證手術無菌安全。

五十四、穿胸罩不要超過十二小時

有不少女性晚上喜歡穿著胸罩睡覺，以為這樣能保持胸部健美。其實這種做法是極為有害的。近幾年，美國乳腺癌的罹患率年年上升，透過調查發現，這與胸罩普及有關。因為在一生不穿胸罩的人身上，就沒有這種趨勢。研究人員透過研究證明，胸罩會壓迫乳房的淋巴腺，使得在此處產生的毒素不易排出，日積月累就易產生癌變了。

在臺灣，胸罩現在已成為女性特別是年輕女性內衣系列中不可缺少的一部分。合適的胸罩可以保護乳房，避免乳房過度下垂，在顯示女性美中起烘托作用，但若胸罩不合適也會給身體帶來痛苦。因此女性朋友選購胸罩時，一定要注意大小適中，穿戴不宜過緊，並要注意經常活動上肢。睡覺時也不要戴著胸罩，在家不出門或不接待客人時，也可以考慮少使用，這樣可以解除或緩解其對胸部的束縛。

對於年輕女性，特別是那些平常連睡覺時都不願將胸罩脫下來的女性，一定要牢牢記住十二小時這個極限，平常只要不是在公共場合，就要盡量讓胸部放鬆。

溫馨提示：

⊕ 盡量少穿沒有肩帶或有鋼絲的胸罩；

⊕ 盡量減少每天穿胸罩的時間，最好是一回家就脫掉；

⊕ 每次摘掉胸罩後記得按摩一下乳房，使該部位的淋巴系統恢復正常；

⊕ 穿胸罩的時間以十二小時為極限。

五十五、尖頭皮鞋，好看不好穿

現在，許多時髦女性愛穿尖頭皮鞋，這為她們增添不少另類風采。市場上銷售的尖頭皮鞋一般比普通皮鞋長二到三公分，而韓式尖頭皮鞋更長，鞋尖部位一般長出腳掌的三分之一左右。這些尖頭鞋在為女性增加柔媚感的同時，也給她們帶來不少傷害。

那麼，穿尖頭皮鞋都有那些不好的地方呢？

（一）容易凍壞腳

穿時尚尖頭鞋導致腳部被凍傷的女性非常多。鞋頭又尖又窄的尖頭鞋在走路時使人體重心向前傾斜，足部血液循環不暢，穿的時間一長，足部皮膚就會破損或長水泡，遇到氣溫寒冷的話，這樣的腳最容易凍傷。如果凍傷很厲害，來年甚至有復發的可能。

(二) 容易導致甲溝炎

由於尖頭皮鞋的結構特殊，年輕人在穿著時極易引起腳部病變，常見症狀為嵌甲症，一般多發生在大腳趾上。此病的病變原理是：腳趾甲受到前端狹窄的尖頭皮鞋擠壓，導致腳趾甲嵌入軟組織內，此時若再受擠壓或摩擦即可引起腳趾發炎，此病也稱作甲溝炎。小趾甲和第四腳趾甲的外緣，也較易發生類似症狀。

(三) 容易引起足部畸形

尖頭皮鞋極易引起拇趾畸形。由於鞋頭太尖，不能正常容納各個腳趾，其中腳的大拇趾受到擠壓後將會向內傾斜，但大拇趾的根部關節處向外突出，凸出部位與鞋幫摩擦，可導致拇指外翻，造成局部紅腫、疼痛，穿鞋困難，直接影響著正常行走。

若正處於生長發育期的青少年穿高跟尖頭鞋，由於人體重心向前傾，腳跟受力越來越少，全身重量都集中在前腳掌上，會使腳的前半部分負擔加重，從而導致足部發育畸形。

(四) 成為安全隱患

穿上尖頭鞋後，不少女性的步幅變小，原來兩步能走完的距離，現在不得不走三步才能完成，這容易造成視覺上的錯覺。特別是上樓梯，稍有不慎，鞋尖即可能觸到台階立面，使人站不穩甚至摔倒。

愛美也要注重自身健康，既然尖頭皮鞋害處多多，那我們就盡量不要去穿。如果一定想要穿的話，也要做好各種保護措施：

一、保證足部血液微循環的通暢，可以在辦公室準備一雙舒適的平底鞋，便於替換；

二、每天晚上按摩腳部，揉搓雙腳，促進血液循環；

三、在一些特殊場地，如擠公車或參加路面情況不理想的戶外活動，最好不要穿尖頭皮鞋。

溫馨提示：

⊕ 尖頭皮鞋容易對身體造成傷害，最好不要穿；

⊕ 穿尖頭皮鞋的女性要注意平常的足部保健，促進足部血液循環；

⊕ 青春期的女孩不要穿尖頭皮鞋，那樣會影響足部正常發育。

五十六、「小氣候」與穿衣、睡覺

冬天的時候，由於氣溫低，我們會對氣候的變化非常注意。對於室內環境來說，我們也會注意增溫、加濕等，以使室內環境更利於我們的健康。但是，與穿衣、睡覺有關的「小氣候」卻容易被我們所忽視。衣服和被子是與我們人體直接接觸的，如果忽視了它們，不僅會影響穿衣和睡眠的效果，甚至可能影響人體的舒適和健康。

（一）穿衣小氣候：保暖、舒適

所謂的穿衣小氣候指的是人在穿了衣服之後，衣服與衣服、衣服與肌膚之間形成的局部氣候環境。適宜的穿衣小氣候有助於調節體溫、維持健康；不適宜的小氣候容易讓人感覺不舒服。例如，冬季衣服穿得太多，人就會感到煩躁；而猛地將衣服脫得過多，又會冷得直打寒顫，這些都是由於穿衣小氣候不適而誘發的。

在寒冷的季節，如果穿上棉衣，我們就會感到暖和。這是因為衣服中的棉絮或其他絮狀物使身體熱量不易向外散發，阻擋了外界冷空氣與體表熱空氣層的對流，因而肌膚和衣服之間就形成了溫暖的空間。但絕不是說穿得越多越暖和，當衣服被一件一件穿上後，空氣層厚度隨之增加，保暖性也就隨之增大。但當空氣層總厚度超過一點五公分時，衣服內空氣對流明顯加大，保暖性反而下降。所以，冬季穿衣不可過多也不可過少。

除了外出穿衣需要注意外，還要注意控制室內溫度和穿衣件數。當人們從一種溫度環境進入另一種溫度環境，就要適時增減衣服，以維持衣服內的適宜小氣候。據專家研究，如果空氣溫度總是令人體感覺不舒服，會影響高級神經活動和自律神經機能，使人出現注意力不集中、精確性和協調性變差、反應速度降低等現象。

(二) 睡眠小氣候：厚薄適中、溫度適合

溫度是影響睡眠的最主要的因素，保持被窩裡適宜的小氣候，對保證睡眠的品質極為重要。

據專家研究，室溫在二十到二十三度最適合睡眠。但臥室溫度與被窩溫度並非是絕對的正比例關係，只有被窩溫度適宜才更直接有利於睡眠。研究表明，最適宜入睡的被窩溫度為三十二到三十五度左右。人體的恆溫一般在三十六到三十七度，所以在冬季，睡前被窩溫度遠低於體溫，如果不採取一定的措施，人體在接觸被窩後的一段時間內，皮膚受到寒冷的刺激，會引起大腦皮質的興奮，從而不利於入睡。

為了確保臥床後能迅速入睡，可採取以下措施調節被窩溫度：

一、臨上床前用熱水泡泡腳，有利於增進全身血液循環，縮短上床後身體與被窩的熱交換時間；

二、用電熱毯或熱水袋使被窩溫度提高到三十二度以上，但不能超過三十五度。溫度控制既可憑手感，也可用體溫表測量；

三、選用厚薄適中的被子，一般以三公斤為宜。被子過重，既壓迫胸部，導致肺活量減

少，易做噩夢，又易使被窩溫度超過三十五度，使人體新陳代謝過旺，能量消耗增大，醒後反感疲勞、困倦。

另外，被窩內的濕度也是影響睡眠的一個重要因素。人在睡眠中因汗液蒸發，被窩濕度常常高於百分之六十，使皮膚受到刺激，影響睡眠深度。試驗表明，百分之五十到百分之六十的相對濕度對人體最為舒適。為了使被窩濕度趨於最佳狀態，可採取以下措施：

一、被子、床單要勤洗勤曬，從而保持棉絮和被面的乾燥；

二、降低室內空氣濕度；

三、內衣厚薄要適中，質料以對皮膚無刺激、吸濕性強的棉織品為佳；

四、睡眠時把兩臂伸出被外，對降低被窩濕度也是有利的，但要防止肩部受涼。

溫馨提示：

⊕ 冬季穿衣要注意溫度和舒適度，不要穿得太少，也不要穿得太多；

⊕ 冬季室溫最好控制在十七到二十三度；

⊕ 睡覺前溫水泡泡腳，有助於提高睡眠品質；

⊕ 選用厚薄適中的被子，一般以三公斤為宜。

五十七、存放衣物有學問

隨著生活水準的提高，我們衣服和鞋子的數量也在增多。但如果不能正確存放，可能會給我們帶來很多麻煩。如有些衣服竟然沒來得及穿就過時了、有些衣服因褪色而染到了其他衣服、有些衣服找了半天也沒找到等等。因此，正確存放衣物有很多的學問。

(一) 捨棄不穿或破損的衣物

一些不穿或破損的衣服盡量把它丟棄吧，因為它們白白的占據了空間，根本派不上用場。以下這些原則能幫你衡量哪些衣物應該丟掉或送人：

一、兩年以上不曾再穿戴的衣服、皮帶、鞋子、帽子等；

二、尺寸不適合或與目前年齡、造型不搭配的衣服；

三、有汗點而洗不乾淨、發霉及被蟲蛀咬的衣服；

四、穿了不舒服、傷腳的鞋子及磨損的襪子。

(二) 清洗每一件穿過的衣服

衣服存放之前，一定要把衣物全部洗淨一次。有些衣服即使看起來乾淨，但因為穿上之後已經沾染了灰塵、汗水等，若不加以清洗就會形成斑點、霉斑，甚至因為小蟲滋生而留下分泌物。

（三）將衣服分類存放

要將存放的衣服分類，可以遵守以下幾個原則：

一、依衣服的材質決定應該吊掛還是折疊存放；

二、依個人分類，個人的衣服分別裝箱或集中放在衣櫃中某一區，下一年要拿出來整理再穿時，快速、方便；

三、依色類分類，將同色系、同類型或同功能的衣物集中存放，這樣方便服裝搭配及提供日後購買衣服的參考依據；

四、適合吊掛的衣服包括西裝、套裝、易皺的襯衫，亞麻、全棉等質料的衣服最好也能用吊掛方法存放；

五、普通的棉衫、運動服、休閒褲或牛仔褲，可以用捲壽司的方法捲起來存放，既省空間又容易拿取。

（四）找出最佳存放地點

一、臥室的床底：床下如果是空的，可以將整理箱往裡放；

二、儲藏室或固定的儲藏區域：換季衣物最好的存放地點；

三、衣櫃內：衣服要長短分開吊掛，這樣，短衣服下方的空間又可以存放鞋子、皮包及其他配件，或是再擺幾個小型整理箱；

四、衣櫃最上層：那裡的空間因為取拿不方便，適合放置暫時不穿的衣物；

五、鞋盒：可放在床下、衣櫃上層或底部，並在盒子外面寫明裡面裝的是哪一雙鞋，一看便明白。

（五）鞋子存放的講究

當天穿過的鞋子最好先放在陽台或陰涼處風乾，讓汗水及異味揮發後再放入鞋櫃裡。如果被雨水打濕，最好能在鞋內塞些衛生紙，吸收濕氣，等鞋子完全乾了再放入鞋櫃。這樣雖然比較麻煩，但是卻可以保護足部的健康，而且可以使鞋子更耐穿。

另外，需要我們注意的是，有腳氣的人不能穿潮濕、發霉的鞋子，更不能把這樣的鞋到處亂放。這樣做不但不衛生，還會影響別人。解決這一問題最簡單的方法，就是將鞋放在外面，既通風又透氣，對腳病也會有好處。

溫馨提示：

⊕　換季的衣服一定要洗後存放；

⊕　不穿或破損的衣服盡量捨棄；

⊕ 不同材質的衣服要區別存放，或掛或疊，並盡量不要放在一起。

五十八、夏秋季節少穿緊身牛仔褲

緊身牛仔褲是人們很喜歡的一種服飾，男孩子穿牛仔褲看起來帥帥的，女孩子穿起來則可以展現出窈窕的身材。

但是，從生理健康的角度來說，經常穿緊身牛仔褲會對身體的健康產生很多不利的影響，尤其是在夏秋天氣比較炎熱和潮濕的季節裡。牛仔褲一般布料比較厚，而且透氣和散熱功能普遍較差，一些設計又往往偏好低腰、緊身，這就容易造成下身悶熱，引起很多疾病。

對女性朋友來說，經常穿牛仔褲不利於會陰部的組織代謝，使白帶和會陰部腺體的分泌物不易被吸收和揮發，結果悶得外陰部整天濕漉漉的。陰部局部溫度潮濕的環境非常有利於細菌的生長和繁殖，從而引起外陰部或陰道的炎症。

而男性長時間穿牛仔褲對健康的傷害更大。牛仔褲往往都是貼身穿，而一些布料較硬的牛仔褲，穿久了會對局部皮膚造成磨損，為真菌感染提供了機會，嚴重者還可能會引起發炎、濕疹，甚至化膿。

而且最嚴重的是，男性如果長期穿過緊的牛仔褲，會引起睾丸發育不良，影響婚後生育。因為穿牛仔褲時，它不易透氣和散熱，這就會使褲襠溫度明顯升高。尤其是夏秋季節，天氣比較炎熱、潮濕，這就容易使男性陰部局部的溫度要明顯高於身體其他部位的溫度。醫生認為，男性睾丸製造精子最適宜的溫度為三十五度左右，而當局部溫度升高，超過這一限度時，就會影響到睾丸的造精功能。而且穿牛仔褲時，陰囊會被托起來，這也會影響到精子的正常生長，使精子的品質和數量都受到影響。

曾經就有一個特別有趣的調查，說澳大利亞的牛仔們，大部分都出現了無精或者少精現象。這就與他們常常穿牛仔褲、坐馬背有關，導致精子要不是被扼殺了，就是出不來。

此外，經常穿牛仔褲還會影響下肢的血液循環，增加性的刺激，重者還會引起神經麻痹。因此，從生理衛生角度來看，牛仔褲還是少穿為好，尤其在夏秋季節更要少穿。如果你非要穿牛仔褲，也要讓牛仔褲與其他褲子交替著穿。穿牛仔褲的同時穿上柔軟、透氣和吸濕性好的內褲，這樣局部溫度就不會持續保持高溫，體溫能經常得以調節，生育力也不會受到影響。

溫馨提示：

⊕ 緊身牛仔褲不宜多穿，尤其在夏秋季節；

⊕ 從生理衛生角度看，牛仔褲還是少穿為好；

⊕ 穿牛仔褲時要同時穿上柔軟、透氣、吸濕性好的內褲。

第六部分　美容習慣

五十九、做個妙手女人

女性朋友為了讓自己變得更漂亮些，對臉部的美容、時裝與飾品等，都甚為重視，也甘心情願花費大量的金錢和時間，但很多時候卻忽略了雙手的保養。擁有纖細美麗的雙手，最能顯現女性溫婉的特質。如今的手部保養，已經成為女性美容最重要的一環。

(一) 修整指甲外形

世上沒有兩片相同的樹葉，我們的指甲也一樣，每個人的指甲形狀都有很大差別。您在修剪指甲時，要盡量修飾出最自然的效果。橢圓形的指甲底部自然圓曲，頭部微露，受到大多數女性的喜愛；而很多女性需要經常操勞家務，不適宜蓄留長指甲，可將指甲修成圓形，以免破裂受傷；方型指甲視覺上顯寬，適合指甲偏窄的人；對於手小指細的人來說，將指甲修剪成尖形，可以使手指顯得更加修長，玲瓏秀美。至於指甲修剪的長度，則要從實際和美觀兩方面出發，根據個人特點來確定。

(二) 清除殘留的指甲油，柔軟指甲底部外皮

將指甲修整完畢後，要將原來殘留的指甲油徹底清除掉。您可從左手小指開始，在棉花棒上沾些去光水，由指甲根底部向指尖用力擦抹，然後將手浸在溫熱的肥皂水中，使外皮柔軟，再用毛巾細心擦乾手指及指縫。同時別忘了在指甲近緣的皮膚上塗些指緣油，然後輕輕按摩手指，使皮膚緊貼指甲。

(三)塗指甲油及亮光劑

指甲清洗乾淨後，便開始塗抹指甲油了。在塗指甲油之前，您要先在指甲表面塗一層底油，形成保護層，因為指甲油裡的顏料會對指甲造成危害。您可以根據自己的喜好來選擇指甲油的顏色，然後自小指開始，逐一塗至拇指。

我們平時在護理指甲的時候，很容易走入誤區，結果美麗不成，反而還起了反作用。

(一)不用底油

這也是我們平時護理指甲時最容易出現的問題。指甲油含有很多化學物質，這些物質會對指甲產生侵害，是使指甲變黃和易斷的罪魁禍首，所以千萬不能忽視先塗指甲底油的這一道工序。

(二)花色繁多

淩亂是一種美，但並非所有的淩亂都是美的。不同款式的指甲排滿十個手指，只會讓人感覺眼花繚亂，只有統一中有變化才符合美學原理。建議您換成同一系列花樣，這樣才更加吸引人。

(三) 短指甲塗淺色指甲油

指甲形狀短小的女性比較適合塗抹淺色的指甲油，這樣可以使指甲看起來更修長一些。而深色具有收縮效果，會使原本短小的指甲看起來更小，起不到修飾效果。

(四) 不注意修護

指甲油被刮花或脫落了一定要洗掉，再重新塗抹一遍。別忘了，缺憾永遠都是最突出和引人注目的，不要讓這些小細節破壞了您的整體形象。

(五) 顏色不協調

最好讓腳趾上的指甲油顏色與手指上的一樣或屬於一個色系，否則可能會出現腳趾甲的顏色和手指甲的顏色搭配得不協調，這無疑是您個人形象中的一大敗筆。

溫馨提示：

⊕ 按自己的指甲形狀修剪外形；

⊕ 修護時要去除殘留的指甲油，並在指甲邊緣塗些指緣油；

⊕ 指甲形狀短小的女性不要塗抹深顏色的指甲油；

⊕ 要注意讓手和腳的指甲油顏色保持一致。

六十、十個細節成就柔順秀髮

美麗是女人永恆的話題，美麗柔順的秀髮也是女人外在美的重要標誌之一。想要讓秀髮擁有與眾不同的柔順亮澤嗎？這裡的十個小細節便可以讓您實現這個願望。

(一) 勤洗頭髮

也許您擔心每天洗頭髮會損害髮質，其實與您的這種擔心剛好相反。專家們建議，為了擁有一頭完美的秀髮，最好能夠每天洗頭，這樣才可以讓頭髮更健康。同時要選用優質的洗髮精，才能保證既乾淨又不損傷髮質。

(二) 先護髮再洗髮

對於長髮美女來說，最引以為傲的長髮也總是最難於打理的。確實，長髮總是容易糾結交纏在一起，造成秀髮損傷。您可以在使用洗髮精之前在長髮髮梢的部分先抹上一些護髮素，這樣再進行清洗就不會使長髮糾纏在一起了，免去了斷髮的苦惱。

(三) 洗髮著重徹底清潔

洗頭髮也如同護膚一樣，必須從基本的清潔工作做起，只有徹底除去阻礙吸收養分的物質，後續的滋養動作才能有效吸收。具體步驟是：先將洗髮精置於掌心，搓揉起泡後再抹在頭髮上，由髮根洗至髮梢，並讓頭髮成自然下垂狀，用指腹來輕推按摩頭皮各處，來回兩三次，接下來再以流動的溫水徐徐沖洗乾淨。注意不要用熱水，這樣容易導致頭皮過度乾燥。

(四) 護髮不可省

洗護分開這個概念相信已經深入人心了吧，洗髮精的作用是把頭髮洗乾淨，而護髮素則是著重修繕的功能，修補受損的髮質，隔離紫外線的入侵。但是要注意，每次使用的時候，只需要將護髮素用在耳朵以下的頭髮上面就可以了，因為用在耳朵以上的部分非但起不到應有的作用，還會長頭皮屑。等到頭髮變得柔順了，再用清水徹底沖洗乾淨。洗淨後，可用寬齒梳從頭梳至髮尾，並用毛巾包裹頭部，讓護髮素的保濕成分得以完全發揮。

(五) 避免頭髮缺水

要保持頭髮的光澤柔順，最重要的是讓頭髮「喝」飽水。但因頭髮的保水能力比較弱，所以最重要的是防止頭髮水分的流失，平時一定要做好防護措施。比如減少染髮燙髮，夏日出門打傘等，都可以有效防止頭髮缺水。

(六)適度梳發

每天適度的梳理對頭髮非常有好處，不僅能促進頭部的血液循環，還能梳掉表面的灰塵和脫落的頭皮屑，但過度用力梳頭則容易使頭髮脫落。最好的辦法就是在梳髮前先用手指把纏繞的頭髮輕輕拉開，在梳理時也不要直接由髮根梳到髮梢，應先從距離髮梢約二公分的地方梳起，在所有的纏結梳通以後，再梳頭髮。

(七)先梳後吹，頭髮少損傷

洗髮後，我們經常要用吹風機來造型，但吹風機會給我們的秀髮帶來熱力損傷。為避免這種損傷，您可以先用毛巾吸乾頭髮上的多餘水分，再用手輕輕梳順頭髮，最後用吹風機吹髮、做造型，這樣就可以在很大程度上避免由於頭髮糾結造成的損傷，而且梳理後的頭髮也更容易被吹乾。

(八)營養平衡，秀髮更柔順

均衡的營養可以從根本上改善您的髮質。蛋白質是秀髮的基礎，新鮮的魚類、肉類、蛋類、豆製品等富含蛋白質的食物是您補充蛋白質的最直接途徑。只有營養平衡，秀髮才會更健康柔順。

溫馨提示：

⊕ 要經常徹底清洗頭髮，每週做一次深層潔淨；

⊕ 洗髮時別忘了用護髮素；

⊕ 經常梳理頭髮；

⊕ 避免頭髮遭到日曬，並盡量減少染髮、燙髮的次數；

⊕ 保證身體攝取均衡的營養。

六十一、呵護肌膚的黃金時段

如果說白天的皮膚護理是為了保護皮膚不受紫外線或其他外界環境的傷害，那麼夜間對皮膚護理的重點就應放在尋找白天丟失的活力上。夜間是對皮膚細胞的再生起到至關重要作用的時間，而且晚上我們身體的血液循環順暢，細胞分裂活動旺盛，能夠去除白天進入皮膚內部的雜質和毒素，因此夜間是呵護皮膚的最佳時段。

另外，夜間荷爾蒙分泌旺盛，能夠啟動新陳代謝，可以提高體內和體外的營養吸收功能。新陳代謝功能從晚上十點開始到淩晨二點之間最為活躍，因此要想呵護皮膚就不要錯過這個時機，對皮膚進行徹底的保養將有助於保持皮膚的光澤及彈性。

在晚間護理皮膚，要注意分為以下三個階段。

第一階段：潔膚

如果不能徹底去除臉上殘留的化妝品和皮脂、灰塵等，將會影響到皮膚的呼吸，從而引發各種皮膚疾病。所以應每天先利用卸妝霜或油卸裝，再用洗面乳充分生成泡沫後洗臉，徹底清潔皮膚。

第二階段：基礎護膚＋眼部護理

洗臉後，要用化妝水護理皮膚，然後著重進行眼部護理。因為眼角的水分蒸發通常最為嚴重，您需要將眼霜塗抹在眼角，用無名指輕輕的點按塗抹，從而使敏感的眼角皮膚在不受刺激的情況下進行吸收。然後再用乳液調節臉部油脂水分的均衡。

第三階段：特殊護理

現在，到了集中補充皮膚所需水分和油脂等各種營養劑的程序了。首先您要將濃縮了保溼和營養成分的精華液塗抹在整個臉部，並用手輕輕拍打，使臉部充分吸收到精華液，然後再塗抹晚霜，使之在皮膚上形成保護膜，長久的維持皮膚內的水分和營養成分。

但有一點您要注意，過分含有油脂的護膚品有礙於皮膚的自然呼吸，會對皮膚起了反作用，因此需要選擇清爽些的。尤其是油性皮膚，更應注意這一點。塗抹晚霜後如果能用熱毛巾敷臉也是個好方法，熱毛巾的熱氣可以打開毛孔，將水分和其他營養成分傳遞到皮膚深處。

有一句話您一定非常熟悉：美人多覺！之所以會有這句話，就是因為皮膚的細胞再生運動或其他能量補充運動均在睡眠期間完成。皮膚的多項活動都是從晚上十點到凌晨二點左右期間進行的，因此如果想變美，您在這段時間內一定要保證睡眠。並且專家認為，晚間護理最有效的方法便是熟睡。

但睡覺時的姿勢您也要留心，如果您經常俯睡，血液向臉部過於集中，第二天臉部就容易產生浮腫，而且這種睡眠姿勢還會對心臟造成負擔。但如果您總是向左或向右的一側側臥，則下面一側的臉部皺紋就會相對深一些，因此應保持臉朝上的睡姿為宜。如果頸部的皺紋特別多，則要仔細檢查是不是枕頭過高所導致。此外，入睡前應盡量避免吃東西，否則可能會導致消化器官的劇烈活動，有礙於熟睡，這樣的間接結果自然是影響皮膚的護理效果了。

溫馨提示：

⊕ 晚上是護理皮膚的黃金時段，要對皮膚進行徹底的清潔和修護；

⊕ 晚間對皮膚的保濕很關鍵；

⊕ 保證充足的睡眠，並且不要長期俯睡和側睡，以仰睡為宜，防止臉部的皮膚被壓出皺紋；

⊕ 晚上睡前不要吃東西。

六十二、日常最簡單的五大排毒法

額頭的痘痘紅得發亮，上廁所的時間越來越長……是的，你已經「毒債」超標，需要排毒了。可面對市場上林林總總的排毒方法，您準備如何化解毒素危機？藥物，灌腸，還是手術？

其實，對於長期便祕的人來說，服用一些清體排毒類的產品是必要的。而對普通人群來說，只要平時養成良好的生活習慣，是能夠以自身的代謝功能完成排毒的，完全可以輕輕鬆鬆的打一場漂亮的「排毒戰役」！

(一)每天至少喝兩千五百毫升清潔的水

水在人體的所有生命活動中起著媒介作用。營養物質的消化、吸收，代謝產物的排泄，酸鹼平衡的維持以及體溫的調節等都需要水的參與。每天喝足夠的水不僅可以維持身體的正常新陳代謝，還可以起到「洗腸」作用，幫你「洗」淨腸道內積存的毒素。否則，細胞就沒辦法正常進行新陳代謝，久而久之，毒素就會積存在體內，出現便祕，導致皮膚乾澀、痤瘡、色斑等現象出現。

(二)及時排便

通便是排除身體內毒素的主要途徑。我們的大腸千皺百褶，平均每三點五公分就有一個彎折。腸褶皺裡積存了大量食物殘渣，在細菌作用下發酵、腐敗、變硬，如果不能及時排除，這些物質就會導致腸功能紊亂、腸蠕動變慢、腸黏膜受損。很多女性面色晦暗，出現雀斑、痤瘡等，都與不能及時排便有關。

每天吃三餐排便三次最好，但每天排一到三次成形的大便也都屬正常。

(三)水療

水療可以有效清除身體內的毒素，使您的體內變得更潔淨。水療的方法很多，如果在家中，您可以採取比較簡單的水療法，比如洗澡就是一種既簡單又有效的水療法。洗澡不僅可以清潔身體，促進血液循環，加速新陳代謝，有利於消除體內廢物，還可以放鬆心情，改善睡眠，從而起到保健作用。

另外您還可以利用蒸氣浴發汗排毒，也就是利用人體面積最大的皮膚作為出汗排毒的系統，這樣可以使體內的毒素透過汗液排除。而其他的如水中的有氧運動、海水療法等，也是水療排毒比較有效的方法。

(四) 運動

運動就要出汗，身體內的毒素就會隨汗液排出，並且運動前後都需要喝大量的水，還能夠起到「洗腸」作用，「沖」走有毒物質。

(五) 按摩

透過按摩背部的淋巴腺，可以加速身體的新陳代謝，也有助於排毒。

也有些人會選用藥物或保健品來進行排毒，醫學專家認為，排毒藥物和保健品可以吃，但也要根據自己的實際情況。因為往往一種藥治好了一種疾病，卻引發了很多副作用，甚至是難以處理的併發症。在美國，每年都有很多因為服用一些非處方用藥中毒而導致的肝臟和腎功能衰竭報告。因此遵行健康原則規律，才是人體健康的根基。

當然也可以用藥物、血氧療法、抗氧化劑等來排毒，這些就複雜多了。這些療法不能自己進行，一定要找醫生協助，以免使身體受損。

溫馨提示：

⊕ 要想排毒，每天必須喝足量的水；
⊕ 排便對排除身體內的毒素很關鍵，最好養成每天定時排便的習慣；
⊕ 水療法也是排毒的主要方法，我們最常用的就是洗澡；
⊕ 透過按摩背部的淋巴腺，加速身體的新陳代謝，排除毒素；
⊕ 即使你選用藥物或保健品排毒，也最好在醫生的指導下進行。

六十三、這樣清潔臉部才健康

清潔臉部是保護肌膚最關鍵的一環。不論是經常化妝的人，還是喜歡素顏的人，臉部清潔都是不可省略的一項護膚工作。皮膚要進行呼吸和分泌汗液，如果不能保持臉部清潔，分泌出的物質就會沾上灰塵和細菌，容易導致皮膚病的出現。

我們所要清除的皮膚表面汙垢，一般包括殘存的化妝品、灰塵、汗液以及汽車排出的廢氣等等。根據汙垢的不同，還需要採取不同的清理措施，如用卸妝油洗臉、毛巾擦臉以及洗面乳洗臉等。

很多人在清潔臉部的時候，往往會犯很多錯誤，結果臉部非但沒徹底清潔，還可能造成副作用。

(一)洗臉水溫過高

請先觀察一下您周圍的人，凡是沒到中年就臉部皺紋密布者，肯定有用高溫水洗臉的習慣。因為人的臉部微血管分布最密，脂肪層也最厚，這是人體自身對臉部肌肉的良好保護。而熱水具有強烈的滲透作用，如果洗臉水的溫度過高，就相當於天天在清除臉部一層層的保護油脂。久而久之，臉部的皮下脂肪明顯的減少，皮膚就會加速老化，失去彈性，皺紋增多自然就在所難免了。

但也有人喜歡用冷水洗臉，儘管這在某種程度上有利於健康，但卻不利於美容，因為冷水很難徹底清洗乾淨臉部過剩的油脂和汙垢。合適的洗臉水溫度一般應與體溫接近，在三十到四十度之間為佳，這樣不僅可以減少皮下脂肪的流失，還能去除汙垢，使皮膚徹底清潔。

(二)洗臉水量過少

別以為一盆水就可以洗臉了，洗臉時總免不了用香皂、洗面乳等，這樣就會使洗臉水中溶有一些鹼性物質。而鹼對皮膚有極大的侵蝕作用，因此，洗臉起碼要用兩盆水，第一盆用於潤濕臉部，然後用肥皂、洗面乳洗臉，再初步洗去臉上的泡沫等鹼性物質；第二盆水則要把臉部殘留的鹼性物質徹底清洗乾淨，這對保護臉部皮膚十分必要。

（三）水質同樣重要

一般來說，洗臉最好的水就是自來水、雨水等水質較軟的水。而如果用井水或河水，也最好煮開後再用，因為這些水中礦物質的含量較高，直接用來洗臉會令皮膚乾燥緊繃。

（四）用舊毛巾大面積摩擦

擦臉的主要用具是毛巾，但毛巾的棉纖維很容易變硬，變硬後就會擦傷皮膚，所以毛巾要經常換。在擦臉時切忌大面積亂擦，應用輕柔的方法，在臉部進行「太極式」的局部按摩，一般應自右到左，自下而上，用濕毛巾小面積輕輕按摩一到二遍，以清除汙垢，舒經活血，增強臉部肌肉的彈性。

（五）洗臉只顧洗臉部

洗臉時別只洗臉部，與之相關的邊緣地區都應清洗到，尤其是兩耳以及髮際及頸部，這些部位都是經絡穴位極多的部位，應注意逐一按摩。對兩耳按摩可以促進全身的健康；對頭頸的按摩不僅能防治咽喉炎等疾病，還能使臉部與頸部整體健美。

（六）用強鹼性物品洗臉

有人在洗臉時會使用洗衣皂之類的強鹼性物品，這是非常不好的。因為強鹼性物品會嚴重破壞皮膚表面的保護膜，導致皮膚乾燥、老化，所以一定要避免使用。另外在選用洗面乳時，注意不要經常使用含有細小顆粒的磨砂洗面乳，它們一樣對皮膚具有破壞作用。

溫馨提示：

⊕ 不要用溫度過高或過冷的水洗臉，應選用溫度為三十到四十度的水，而且最好用兩盆水洗臉；

⊕ 洗臉水最好用自來水，如果用井水和河水也要燒開後使用；

⊕ 不要使用鹼性過強的潔面用品；

⊕ 不要用過舊的毛巾大面積擦拭臉部，要選用柔軟潔淨的毛巾輕擦輕按；

⊕ 要注意與臉部相鄰的其他部位同樣需要清洗，不要只顧臉部。

六十四、全年防曬，刻不容緩

研究表明，臉部的衰老狀況更多是來自光照中的紫外線傷害，也就是我們通常所說的光老化，它占導致肌膚老化主要原因的百分之六十。

紫外線中的紫外線A與紫外線B是對我們肌膚傷害最嚴重的兩種物質，肌膚角質層在阻擋大部分紫外線B的同時也會受到紫外線B的傷害，其中百分之二十會滲入基底層，百分之十到達真皮層，紫外線B能灼傷並降低肌膚免疫力，奪走肌膚表面的光澤，使肌膚變黑並產生皺紋；而紫外線A則會使肌膚老化，一年中無論任何季節紫外線A的強度都是一樣的，其中百分之二十到百分之三十的紫外線A能夠到達真皮層最深處，致使自由基產生，使肌膚的彈性降低，產生皺紋等衰老現象，使肌膚過早的走向老化。

由此可見，防止紫外線對肌膚的傷害已經變得刻不容緩。不僅在夏日裡，就算是在冬天，紫外線的輻射也越來越強，因此我們最好樹立全年防曬的意識。

那麼如何對抗紫外線呢？這也是很多女性朋友最為關心的問題。

（一）選擇合適的防曬護膚品

這是防曬中最基本的一環，合適的防曬護膚品可以讓您的皮膚避免紫外線的傷害。每天出門二十分鐘前，將防曬品均勻塗抹在臉部、頸部、耳朵以及其他裸露的肌膚上，以達到最佳的防曬效果。

另外，不論是防曬、美白保養還是底妝產品，它們都會隨著流汗、遇水以及不小心擦抹而脫落，所以，應每隔幾小時再塗一次防曬品，這樣才能真正達到對抗紫外線的效果，擁有白皙亮麗的健康肌膚。

(二) 室內也要防曬

別以為室內就是安全的，紫外線可以穿透玻璃，即使在室內、車內，甚至陰天，我們同樣都被籠罩在紫外線中。尤其是紫外線A，它對皮膚的傷害是紫外線B的二十到三十倍。而且除了太陽光外，室內的電腦、電燈都是紫外線的來源。所以，想要真正做到抗老化，室內上班族也要時刻注意加強肌膚的防曬能力，不給紫外線任何「偷襲」肌膚的機會。

(三) 外出最好撐遮陽傘

一把輕盈的遮陽傘不僅可以增加你嫵媚的韻味，還能夠遮擋陽光中百分之九十的紫外線。千萬不要以為陽光只會影響皮膚的黑白程度，它會造成許多肌膚問題，如果長時間受紫外線的傷害，黑斑、雀斑、膚色暗淡等狀況都會隨之而來。

(四) 衣服也可擋光

不同材質、不同色澤的衣服具有不同的防曬能力，一般棉質衣服的防曬係數值大約在十五到四十之間，而聚酯纖維材質衣服的防曬係數值在七到二十之間，針織淺色衣服的防曬係數值在四到十之間。由此可見，您在外出的時候不妨穿一些棉質服裝。

(五) 多吃番茄

研究發現，如果每天食用四十克的番茄，被太陽曬傷的風險就將降低百分之四十。一邊吃著美味的番茄，一邊還可以防曬，何樂而不為呢？但也有一些感光蔬菜和水果是不宜多吃的，如芹菜、香菜、蘿蔔等，它們都具有強烈的感光效果，進食過多會使皮膚在烈日下更容易出現色斑、黑斑。

(六) 不可缺少的遮陽帽和太陽眼鏡

遮陽帽和太陽眼鏡是很多時尚女性的必備品，除了時尚以外，它們更重要的作用就是保護頭髮和眼睛不受紫外線的傷害。外出時，選一頂寬簷的遮陽帽和一副流行的太陽眼鏡是大有必要的。

溫馨提示：

⊕ 防曬一定要選擇合適的防曬產品，在塗抹時，不要光顧臉部，裸露的頸部、手臂等部位都不可以忽略；

⊕ 外出時，最好能夠穿彩色圖案的棉質花衣服，並撐一把遮陽傘，或戴遮陽帽和太陽眼鏡；

⊕ 平時多吃些可以抵抗紫外線的番茄，但要少吃感光蔬菜。

六十五、呵護雙唇，不能猶豫

雙唇也和我們的肌膚一樣，需要精心呵護。你一定不願意自己的嘴唇每天乾巴巴的，沒有一點光澤吧。在乾燥的天氣裡，雙唇經常會出現發乾、脫皮現象，這對於愛美的女性朋友來說可不太好。想像一下，一臉嫩白的肌膚搭配一雙脫了皮的嘴唇，那該多難看啊。

保護雙唇主要的方法就是使用護唇膏。冬天您最好選擇富含維生素A、維生素E和高效滋潤油脂的護唇膏，這樣不但可以保濕滋潤，為雙唇提供充足的水分和養分，而且還能防止長期使用口紅造成的色素沉澱現象。另外，平時在用口紅之前，最好先塗上一層凡士林或潤唇膏之類的，這樣既可保護嘴唇，避免塗口紅造成的嘴唇乾裂，又可使口紅的顏色顯得更漂亮。

您一定發現，在每次洗浴後雙唇都會特別滋潤柔軟，這個時候是呵護嘴唇最適合的時機。使用保濕和滋潤功能都比較好的潤唇膏，雙唇會感覺光滑細膩，非常舒服。

不過現在很多唇膏往往品質不合格，所以您在選擇唇膏的時候，一定要留心。合格的唇膏膏體平滑而無氣孔，並能達到耐熱和耐寒的標準，一般不會出現彎曲和軟化。而品質差的唇膏表面往往凹凸不平，細看還會有微小的膨脹或膏體出汗現象。另外您還要注意它的包裝和底部標籤，合格的唇膏無論是精裝還是簡裝，標籤上都清晰的標有生產日期、核定許可證字號、保存期限、生產地點等。一般正規商場銷售的唇膏，會比較注重進貨的把關，購買時可以放心，而小攤上銷售的就難說了。

在嘴唇乾的時候，我們總忍不住用舌頭舔，這樣感覺會舒服一點，可是經常這樣對雙唇是不利的。當唇表的水分被乾燥的空氣帶走後，乾裂和脫皮會更嚴重。所以即使嘴唇再乾，也盡量不要用舌頭去舔。另外嘴唇出現脫皮時，也不要用牙齒或手去撕扯，這樣不僅不衛生，還會讓唇部受傷，加重脫皮。

那麼怎樣解決嘴唇乾燥或脫皮現象呢？多喝水是最佳的方法。雖然醫生們建議的量不同，但包括平時吃的流質食物和水果之內，每天攝入的水分量至少要一到二公升才能完全滿足身體對水分的需求。先喝夠水後，然後仔細的塗上護唇膏，才能把水分鎖住。如果嘴唇太乾導致出現脫皮現象，不妨用唇膜或凡士林及時為嘴唇補充水分營養。

護唇膏可以讓嘴唇嬌嫩，但是不能讓它更嫵媚，讓嘴唇更加嫵媚的是口紅。口紅是女人的專利，在選擇和使用時，一些問題也需要注意。口紅的品牌和顏色很關鍵，要挑選適合自己的口紅。當然了，每天選用什麼顏色的口紅，還要根據當天的衣服色彩來決定，搭配得當非常重要。而唇線筆是口紅的最好搭檔，在塗口紅前，用唇線筆先描出唇線，對於唇型不整齊的人，是一種很好的修飾。

但要注意，不要直接讓嘴唇接觸到口紅，這樣不但不衛生，還容易使口紅變質，最好的辦法就是用唇刷或棉花棒來塗抹口紅。如果想讓雙唇呈現出粉質的柔光色彩，不妨在塗口紅之後再打上一點蜜粉，雙唇便能完全呈現出柔和的質感了。

此外，口紅不宜經常使用，口紅的成分主要是羊毛脂、蠟質、染料和香料等，其中羊毛脂和蠟質具有較強的吸附性，會將空氣中的細菌、塵埃以及各種重金屬分子懸浮物吸附到唇黏膜上，我們在吃東西時這些有害物質就會進入口中，容易引起口腔過敏，甚至還會造成其他不適。而一些劣質原料中的煤焦油還具有致癌作用，對肝、腎都有毒性，所以如果塗抹口紅，回家後要立即把它們擦去。

溫馨提示：

⊕ 要經常使用唇膏來保護雙唇，防止出現乾裂、脫皮現象；

⊕ 嘴唇脫皮時不要用手或牙齒對其撕咬；

⊕ 每次沐浴後是呵護雙唇的最佳時機；

⊕ 要選用合格的唇膏和口紅產品；

⊕ 平時多吃一些富含維生素A的食物，如牛奶、香蕉、胡蘿蔔等，可以防止雙唇乾燥。

六十六、香水使用六不宜

女人是離不開香水的，香奈兒說：「不用香水的女人，是沒有前途的女人。」一個優雅的女人應該是香水的情人。無論是在匆匆而過的人群中，還是在狹小的電梯裡，你都會在無意間嗅到一絲沁人心脾的香氣，禁不住讓人浮想聯翩。

但是，你知道嗎?香水並非可以隨便使用，在使用過程中也有很多講究。一旦你不注意，不但會落入俗套，還可能危害身體。

（一）香水不宜直接灑在皮膚上

很多人喜歡將香水直接噴在皮膚上，覺得這樣香氣會更加濃郁，其實這是一種不正確的使用方法。

香水直接接觸到皮膚，會與皮膚上的汗液起化合作用，不僅會使香氣大打折扣，還容易使皮膚受到刺激而感到不適。所以您在灑香水時，最好把它們灑在衣服或手帕上，這並不會影響到香水散發出的香氣。

（二）不宜選用味道過濃的香水或灑用太多

香水宜淡不宜濃，使用太濃的香水會讓人難以接受而產生反感，這就失去了使用香水的意義了，尤其工作時間或參加重要會議的時候，更是大忌，而清新淡雅的香水會給人一種舒適的美感。

另外，香水也不適合灑得太多，過濃的香水味會使人感到俗不可耐，赴約會、參加晚會或出席社交場合時，只需在頸部、手腕或耳後噴灑少量香水即可。

當然，灑香水也要根據實際環境和場合的不同而有所區別。如果在室內，香水最好少噴一點，若在室外活動，則可以適當多噴灑一些。

(三) 不要混合使用香水

每種香水都有它獨特的香氣，但如果你為了能讓自己特別一點而將兩種或幾種香水混合使用，那麼香水特有的香氣就會遭到破壞，噴香水也就沒有任何意義了。

(四) 香水內不宜加水

香水容易揮發，如果存放時間過長就可能發生濃縮現象。這時切記不要往香水內加水，而應該兌入無水酒精，這樣才可以保持香水的品質不變。而如果往香水內加入水，則會使香水發生變質現象，甚至還可能對皮膚造成損傷。

(五) 香水最好採取噴灑的方式

很多人在灑香水的時候會採取滴灑或蘸灑的方式，這是不正確的。這樣不僅浪費香水，還無法均勻的將香水分布在身上，所以灑香水最好噴灑。

(六) 不要四季都使用香水

香水雖然可以讓您香氣宜人，但卻不宜不分時令季節的一年到頭都用。最適合使用香水的時間是春夏和夏秋交替的季節，因為此時空氣清爽，人體嗅覺比較敏感，人的思維也最活躍，使用香水最能突出個性美。而最不適合使用香水的時間是炎熱的夏季，這時候人們都汗流浹背，如果身上再灑上香水，香水與汗水一混合，往往會產生難以讓人接受的怪味。您一定不希望自己給別人這樣的感覺吧？

溫馨提示：

⊕ 香水最好噴灑在衣服上，不要直接噴灑在皮膚上；

⊕ 香水一次不要噴太多，少量而多處噴灑效果最佳；

⊕ 春夏和夏秋交替的季節最適合使用香水；

⊕ 不要同時混合使用好幾種香水，這會讓香水的味道大打折扣。

六十七、拔眉毛——美麗殺手

不論是彎彎的柳葉眉，還是英氣逼人的劍眉，給人的感覺都很美。這就使得有些愛美的女性朋友嫌自己的眉毛長得不夠好看，為了修飾眉毛，經常將一些眉毛拔掉以修整眉形，實際上這對身體健康是不利的。

眉毛長在眼睛的上方，是眼睛的一道天然屏障，對眼睛有很關鍵的保護作用。當臉上出汗或遭到雨淋之後，眉毛能把臉上的汗水和雨水擋住，防止其流入眼內，刺激眼睛。而當刮大風時，它又能擋住空中落下來的灰塵和異物，防止它們進到眼睛裡去。

眉毛在臉部還占有重要的位置，具有豐富的表情作用。俗話說：「眉開眼笑」、「喜上眉梢」、「才下眉頭，卻上心頭」……這些都是指眉毛的表情作用，它與人的心理反應密切相關。

眉毛還是我們身體健康的標誌。很多中醫可以透過觀察眉毛的變化來診斷某些疾病，如甲狀腺機能減退的人，眉毛的外側會出現脫落；有白癜風的人，眉毛的根部首先變白；而出現圓禿的病人，眉毛常常會在一夜之間突然脫落。

由此可見，眉毛與我們的健康、表情、疾病都有著非常密切的關係。拔眉毛對身體對健康非常不利，不僅會使眼睛失去屏障作用和表情作用，而且眉毛周圍的神經、血管很豐富，拔眉毛時對神經、血管將產生一種損害或不良的刺激，造成臉部的感覺、運動失調，產生疼痛、感染、出血等一些不良症狀，嚴重的甚至還會造成毛囊炎、視力模糊、上眼瞼下垂等疾病。而且經常拔眉毛，還會使上眼皮的皮膚鬆弛，眼角皺紋增多，不僅沒有起到美容作用，反而還影響了面容的美觀。所以，女性朋友在修飾臉部時，最好不要隨便拔掉眉毛。

當然，愛美之心人皆有之，如果你打算讓自己的眉毛看起來滿意一點，修理眉毛也不是不可以的。現在化妝品市場上有專門為女士修眉準備的修眉刀，不僅使用方便，而且還不會對眉毛周圍的神經、血液等造成傷害。

在你依照自己的個性、偏愛決定修理眉毛時，下面的三種方法可以作為參考。

一、如果眉毛不整齊，看起來蓬亂無章，可以用大拇指和食指捏一捏、壓一壓；

二、眉毛要常常用眉刷刷，就像頭髮需要常常用梳子梳一樣，刷眉不但對眉毛有益，而且很容易讓眉毛看起來更整齊；

三、畫眉時要削尖眉筆，才能把眉毛畫得逼真；眉的輪廓力求圓滑，也不要畫堅硬的線條。順著自然生長的眉毛，細細、輕輕的向上畫線。

溫馨提示：

⊕ 眉毛是身體健康的標誌，最好不要隨便拔掉；

⊕ 如果想要修理眉毛，最好選用修眉刀，或者到美容院修理。

六十八、咀嚼——最棒的健美師

也許您認為咀嚼只是為了能磨碎食物，以便於我們吃東西。但您知道嗎？咀嚼運動是一種非常有效的美容方法。據研究，如果我們每天咀嚼口香糖十五到二十分鐘，對臉部的美容大有裨益，如果連續咀嚼幾個星期，還能夠使臉部的皺紋有所減少，臉部膚色紅潤。

這主要是由於我們的牙齒在咀嚼東西時，往往都需要用較大的力量，使臉部和頸部的咀嚼肌劇烈的收縮，臉部肌肉也會隨之活動，從而使這些部位的肌肉得到鍛鍊，使肌纖維增粗並逐漸發達起來，於是臉部就顯得飽滿健美。

另外，我們在咀嚼時，口腔中分泌的唾液就會進入口腔。醫學工作者透過研究發現，唾液中含有一種能使人保持年輕的物質——腮腺激素，它能夠強化肌肉、血管、結締組織及骨、軟骨和牙齒的活力，還具有增強血管彈性和增加結締組織活力的作用。不過隨著年齡的增長，人到三十歲左右，大量分泌腮腺激素的耳下腺便開始萎縮，而要活化它的功能，最有效、最簡便的方法就是咀嚼。只要有了足夠的腮腺激素，血管和皮膚等組織的彈性和活力就能夠得到保持，這樣即使您上了年紀，也一樣會紅光滿面，皮膚健美，不乏青春之色。

據科學家研究發現，咀嚼還具有減肥的作用，美國曾風行一時的「夫勒拆氏咀嚼法」就主張吃飯時要多咀嚼。夫勒拆是個富翁，體重高達九十多公斤，不論走路，還是參加其他活動都經常感到疲憊不堪，嚴重影響日常生活和工作。他為此到處求醫，後來聽說吃飯時細嚼慢嚥可以減肥防病，便積極試行，並規定自己每餐飯要吃三十分鐘，咀嚼二千多次，這樣吃的結果是每餐飯剛吃了一半他就飽了。飯吃得少，身體吸收自然也會減少，結果四個月他的體重減了二十公斤，人也輕鬆多了。

咀嚼能健美，還可防病。我們在咀嚼時，大腦皮質的細胞就會得到活化，經常如此便能預防大腦老化和老年癡呆現象的出現；咀嚼還能促進我們身體胰島素的分泌，調節體內糖的代謝，有效預防糖尿病，並有助於糖尿病的治療。

實驗證明，我們在咀嚼食物時唾液的分泌會增多。這些唾液除有大量的澱粉酶幫助消化外，還含足量的溶菌酶，這種酶有很強的抑菌、消毒作用，能夠殺滅口腔和食物中的細菌，中和和消除食物中的致癌物質，所以多咀嚼還能防癌。

不過，有些人在咀嚼時往往只用一邊牙齒進行，這樣經常嚼東西的一側臉頰就會顯得飽滿，而不經常嚼東西的那側臉頰咀嚼肌無法得到鍛鍊，時間長了甚至會萎縮退化，形成凹癟，結果導致兩側臉頰大小不一樣，影響美觀。尤其是青少年，臉部肌肉正處於生長發育階段，單用一側嚼東西很容易引起偏臉。在咀嚼時必須注意下面幾點：

一、嚼東西時要兩側輪流進行，不要單用一側牙齒嚼，以免引起臉部的畸形；

二、要注意多用臉面小的那一側牙齒嚼東西，自己有意識的對咀嚼肌和臉肌進行鍛鍊，使不發達一側的肌肉逐漸發達起來，保證兩側臉面大小對稱，糾正偏臉現象；

三、加強牙齒的咀嚼功能。最近美國的一些醫學博士指出，吃口香糖有益美容，因為口香糖不容易嚼爛吞下去，所以經常咀嚼口香糖可以鍛鍊臉部和頸部的肌肉，使其逐漸發達，讓臉部顯得健美均勻，而且咀嚼口香糖還能使臉部下垂的肌肉收緊，讓皮膚上的皺紋消失，使面容顯得更年輕，但切記不要一次咀嚼時間過長。在日常生活中，咀嚼甘蔗等不易嚼爛的東西，也可起到同樣的作用。

溫馨提示：

⊕ 要養成經常咀嚼的習慣，而且要兩側輪流嚼東西；

⊕ 多用臉小的那側牙齒咀嚼，鍛鍊那側的咀嚼肌和臉肌；

⊕ 平時除吃東西咀嚼外，還可透過嚼口香糖鍛鍊臉部肌肉。

六十九、洗澡後一小時再化妝

隨著生活水準的提高和物質條件的改善，沐浴已成為我們生活中重要的一個習慣。而且，沐浴不但可以清潔身體，還可以促進全身細胞的新陳代謝，提高內分泌腺的機能，消除神經緊張和疲勞，起到舒緩身心的作用。

沐浴給我們帶來了清潔和放鬆，許多女性朋友更是會乘興為自己化妝打扮一番。這本是無可非厚的小事，可誰曾想這會對身體的健康造成傷害呢？

洗澡不單是一個去除皮膚外層老化表皮以及洗去灰塵的過程，它對人體的自律神經、內分泌系統、皮膚的酸鹼度、皮膚溫度、酸化還原能力以及皮膚的水分量和發汗量等，都有影響。在洗澡的時候，水的溫度和濕度會使正常皮膚的酸鹼度改變，同時因為人為的反覆清洗使表面老化的死皮及表面保護性的油脂層消失，皮膚幾乎處於不設防的狀態。洗澡後馬上化妝，化妝品的刺激作用會比平時高出許多倍。

如果洗澡後需要化妝的話，也應在一小時後進行。這個時候皮膚的酸鹼度恢復原狀，化妝品對皮膚的傷害不會太大。

一些希望透過沐浴有助美容的女性朋友，可以在沐浴中，用中等軟度的刷子輕擦身體，以促進血液循環。方法是，在擦身體時先由足部按同一個方向向上擦至心臟部。另外，還可以將沐浴乳塗在絲瓜絡上，以除去身上死皮。這些都是沐浴的美容祕訣。

溫馨提示：

⊕ 沐浴時，洗澡水的溫度以四十度為宜；

⊕ 入浴的時間以十分鐘最適合；

⊕ 洗澡後一小時再化妝才比較合適。

第七部分　心理健康習慣

七十、憂鬱——健康的「隱形殺手」

隨著生活節奏的加快，人們普遍面臨各種各樣的壓力，再加上環境的惡化、自然災害及交通事故的頻發、失業的威脅，發生一些不順心或突發的事件幾乎不可避免。這時，我們的心情肯定會受到影響，出現失落或憂鬱的情緒。

通常，人們只注意身體上病痛的治療，而忽視憂鬱情緒的處理。豈不知憂鬱情緒是人類健康的隱形殺手，殺傷力極大卻最容易讓人忽視。短時間的輕度憂鬱會使人的內臟神經和內分泌功能發生一定程度的紊亂，造成人體生理的損害。長期的憂鬱情緒會使人體免疫功能處於低下水準，誘發多種疾病，如心臟病、高血壓、偏頭痛、胃潰瘍、糖尿病等，憂鬱情緒使這些疾病的治療難度加大，病死率增加。

憂鬱對身體最嚴重的影響是導致罹患癌症的可能性明顯增加。美國耶魯大學門診部曾對每年求診病人的病因進行統計，結果表明，因情緒不好而致病的占了百分之七十八。有人曾調查過二百五十名癌症病人，發現患病前精神遭到創傷者占了三分之二。英國的兩位醫學家經研究證明：「壓抑情緒和經常發脾氣洩憤的人容易生癌。」著名的長壽專家胡夫蘭在《人生長壽法》中也指出：「一切不利的影響中，最能使人短命夭亡的，莫過於不好的情緒和惡劣的心情。」

如果在情緒出現憂鬱的時候不能及時擺脫這種情緒，長此以往，就會造成心理學上所說的憂鬱症，基本表現為懶、呆、變、憂、慮。所謂懶，就是做事提不起勁；呆是記憶力衰退，反應遲鈍；變就是性情大變；憂是無緣無故感到沮喪；慮則是對生命價值感到懷疑，對生活缺乏信心。憂鬱症者的生理變化主要有：胃口不好、體重下降、失眠或睡眠過度、身體不適，如腰酸背痛等。憂鬱症患者如果「鬱」火滿腔而又不及時求醫的話，其結果是約百分之十的患者有自殺傾向，有的病人甚至成為家庭暴力或虐待兒童事件的主角。

憂鬱情緒對我們的身體和生活有百害而無一益，為了我們的健康著想，必須消除這一隱形殺手，我們可以從以下幾個方面著手：

(一) 培養豁達的人生觀

培養豁達的人生觀是克服憂鬱最有效的辦法。例如，人不能總是糾纏於過去的事情，要盡量把過去不愉快的事情忘掉，把更多的精力放在考慮以後的事情上。盡量做到知足常樂，這是釋放、治癒憂鬱的一劑良藥。

(二) 廣交朋友

生活的最佳境界之一，就是要積極參加集體活動，以貢獻一己之力。廣交朋友、互相關心、互相幫助，對消除憂鬱情緒大有益處。

(三) 加強體育鍛鍊

體育鍛鍊可以給人一種輕鬆的感覺，有益於克服精神上的憂鬱症狀。但鍛鍊必須有一定的強度、持續時間和頻率，才能達到預期效果。專家們建議經常憂鬱的人每天步行一點五公里，並盡量在十五分鐘內走完。之後逐漸加大距離，直到四十五分鐘走完四點五公里。

(四) 吃一些有益於愉悅的食品

消除抑鬱有很多方法，其中吃也是一種很好的選擇。適當的吃些甜品與果汁，可以快速提升腦中的血清張力，使神經系統暫時得到舒緩，讓你的心情暫時放鬆。不過，採用這種辦法可能會導致之後的憂鬱狀況更加嚴重。多醣食品則能夠比較好的改善這種狀況，此類食品包括全穀米、大麥、小麥、燕麥、瓜類和含高纖維多醣蔬菜與水果等等。許多與情緒安定有直接關係的食品是製造情緒荷爾蒙的原料，例如香蕉、乳製品、火雞肉等等，你可以充分攝取。

溫馨提示：

⊕ 憂鬱對身體健康的危害極大，一定要積極擺脫憂鬱情緒；

⊕ 多參加體育運動，有助於放鬆身心；

⊕ 廣交朋友多交流，對釋放憂鬱很有好處。

七十一、強忍眼淚等於自殺

我們常聽到這樣的話，說「男兒有淚不輕彈」、「哭是懦弱的表現」、「笑比哭好」，傳統觀念認為哭是一件不好的表現。也正是受這種觀念束縛，許多人在傷心的時候總是盡量壓抑自己，不讓眼淚掉下來。豈不知，這種做法對身體健康的損害極大。在傷心的時候，適當的哭泣和流淚是身體自我保護的正常反應，如果強行壓制，反而有害。

科學實驗證明，當人們受到外界的強烈刺激時，便會產生強烈的應激反應，使全身系統與器官處於不正常狀態，出現諸如心跳加快、血壓升高、肌肉緊張、內分泌活動增強等現象，同時還會發生焦慮、驚恐、悲傷等情緒反應。如果長時間處於這種應激狀態，人的免疫系統便會遭到損害，導致嚴重疾病或死亡，所謂「抑鬱而死」、「含恨而亡」便是如此。哭泣則是緩和解除這種應激反應的重要方法之一，可以毫不誇張的說，強忍著眼淚無異於自殺。

一九五七年，美國化學家首先觀察到，由於感情因素流淚和因洋蔥刺激所流出的淚液其化學成分不同。前一種淚液中對身體有害的物質含量要多一些，這些物質可能就是人體在緊張的情緒活動時製造的。如果這種淚液被強忍著不讓它流出來，那就等於是在身體內部儲存有害物質，長期如此，必然對身體產生損害。而且，因感情因素誘發的淚水中，有兩種神經傳導物質，這兩種物質隨淚水排出後，可緩解悲傷造成的緊張情緒，減輕痛感與消除憂愁。如果強忍淚水，不僅不符合生理規律，久而久之，還可能誘發高血壓、潰瘍病、結腸炎等。

更有美國的一位博士曾提出了一種異乎尋常的見解：「經常哭泣，可以使身體長壽。」其理由是，悲傷時流出的眼淚中，白蛋白的含量高，這種白蛋白是由於壓抑而產生的有害物質，哭泣可把這種物質從體內排出。哭泣可消除壓抑，使悲傷化為烏有。所以說，在發怒或悲傷時，不要抑制自己的感情，不如讓它發洩出來，這樣倒可以消除心頭的壓抑，從而獲得長壽。

其實，哭不僅可以宣洩情緒，減輕精神上的負擔，由此而生的淚水還可以保護眼睛呢。

從生理學角度分析，人悲傷時，隨眼淚的排出與眨眼動作，淚水會擴散到角膜上去，從而保持角膜層光面的規則性，起到潤濕、洗滌眼球角膜與結膜的作用，保護了視力。同時淚液中含有溶菌的免疫球蛋白等，還可殺死或抑制附在眼球表面的細菌與其他微生物。

當然，哭也得要適當。壓抑的心情得到發洩、緩解後就不要再哭了，否則對身體反而有害。因為人的胃腸機能對情緒極為敏感，哭泣時間過長，胃的運動減慢，胃液分泌減少，酸度下降，會影響食慾，甚至引起胃炎或胃、十二指腸潰瘍，有的還會誘發麻疹。故心理學家主張哭不宜超過十五分鐘，要學會控制自己，做自己情感的主人。

溫馨提示：

⊕ 適當的哭有益於健康，強忍眼淚等於自殺；

⊕ 傷心想哭時，就哭出來，那樣有助於你緩解情緒，獲得放鬆；

⊕ 哭泣時間不要過長，否則對身體的傷害也很大。

七十二、一日三笑，健康長壽

有人說，笑是世界上服用最方便，營養最豐富，功效最神奇的綠色環保型保健品。確實，笑是人歡樂情緒的表現，笑是最優美、最自然、最良好的全身運動，笑能減輕痛苦醫治疾病。

據報導，一位美國記者突然患了一種結締組織嚴重損傷的疾病，舉步維艱，痛苦萬分。醫生告訴他，這是不治之症，他將不久於人世。然而，這位記者沒有被嚇倒，他想起一句名言：「悲傷引來病魔，快樂走向健康。」於是，他採用了一個奇特的自我治療方法，尋找一批喜劇影片，讓護士每天給他放映。他發現，十分鐘的大笑，有明顯的鎮痛效果。於是他給自己安排了生活三部曲：吃飯、大笑、睡覺。十年過去了，他仍奇跡般的活著，且身體越來越好。醫生們認為，笑的確是一種精神保健操，是醫治疾病的神奇良藥。

笑是一種良好的健身運動，笑是一種最有效的消化劑，笑能增強人體的免疫力、提高身體的抗病能力。愛笑，是長壽者的共同特點。保健專家認為，笑是一種類似於在原地跑步的良好鍛鍊方法。

偉大的作家高爾基說：「只有愛笑的人，生活才能過得更美好。」笑的好處和對健康的作用已為越來越多的人們所認識。現在，笑的療法風靡世界，笑的行業應運而生——印度有笑診療所、法國有笑俱樂部、瑞士有笑麵館、日本有笑學校、德國有笑比賽、美國有笑醫院。

有位對笑進行專門研究的專家列舉了笑的十大好處：

一、可以使肌肉強壯，加強心臟的律動，脈搏加快；

二、增強肺的呼吸功能，使肺部換氣增加，由於吸收了更多的氧氣，因而也可以淨化血液；

三、笑等於給內臟按摩，增強了腸胃的消化功能；

四、笑有助於抒發健康的感情；

五、笑能提高人們的工作效率，驅除緊張和疲勞；

六、笑能增強肝和大腸的功能；

七、笑助於散發多餘的精力；

八、笑能驅散愁悶，減輕「社會束縛感」；

九、有助於克服羞怯的情緒、困窘的感覺以及各種各樣的煩惱，並有助於人們之間的交際和友誼；

十、猶如時間能使人對往日的不幸變得淡漠，希望能美化未來那樣，笑能幫助人們適應環境，樂觀的看待現實。

笑有益於身心健康。但笑也應該有個限度，要適可而止，否則會「樂極生悲」而引發疾病。而且，有些人是不適宜大笑的：

一、高血壓、心臟病的患者大笑會導致血壓驟然升高，有引起腦溢血和心肌梗塞的危險；

二、腦血栓、心肌梗塞、腦溢血恢復期的病人大笑可加重心肌和腦的缺氧，引致病情惡化甚而發生意外；

三、手術後不久的病人大笑會影響刀口癒合，甚至使刀口裂開，造成嚴重後果；

四、肋骨骨折復位不久不宜大笑，以防重新錯位；

五、有下頜脫位史的人大笑時張嘴過度，容易使下頜關節脫位；

六、懷胎七個月以上的孕婦大笑由於腹腔內壓增加，可造成早產或流產；

七、正在進食時大笑容易使食物誤入氣管，引起劇咳，甚至窒息，發生嚴重後果。

八、尿道或肛門括約肌鬆弛的人大笑時，由於腹內壓驟然增加，會把小便或大便笑出來；

九、脫肛、肛門瘻管、子宮脫垂患者大笑會加重病情；

溫馨提示：

⊕ 經常看一些能令人發笑的小品或幽默劇，對健康情緒是有好處的；

⊕ 養成愛笑的習慣，有助於提高免疫力；

⊕ 兒童進食時，千萬不要逗其大笑，那樣容易把食物吸入氣管。

七十三、適當冥想，有益健康

現代生活節奏越來越快，這無疑給身處其中的人們帶來了沉重的壓力。如果一個人只承擔壓力而不會放鬆自己，就很難有一個較好的生活品質。冥想是一種解除壓力、修身養性的好辦法，也是每個人都有能力運用的方法。

所謂冥想，通常是指個體將注意或意識集中到一個客體、聲音、意念或體驗而進行的一種訓練。其應用的目的在於使人達到精神鬆弛、提高領悟力和隨意控制自己的心理活動的境界，同時也可以保持心理健康。

其實，在許多國家裡，人們對意念的作用都發生了極大興趣，各國都有利用意念治療疾病和增強體質的記載。如氣功、瑜珈等等，都是寓動於靜，從生理和心理上提高人體機能。它們的共同之處，就是經常堅持使自己保持片刻的靜默。

醫學實驗表明，透過冥想的方法，可以降低人的血壓，對高度發達的工業社會給人帶來的各方面壓力有抵禦作用。進行靜默療法，精神上的放鬆可以使體內產生生理性的改變，腦電圖中波形的幅度和頻率都有所增強，最明顯的是心跳及呼吸頻率變慢，肌肉緊張度和氧消耗下降，血脂也會下降。

一位醫學專家曾總結了冥想的十大益處：

一、減輕心理生理性障礙；
二、解決童年期衝突；
三、調整睡眠模式；
四、增強放鬆能力；
五、減輕緊張和焦慮；
六、減輕習慣性恐懼反應；
七、增強自信心；
八、減輕軀體疼痛；
九、使人際關係協調、穩定；
十、增加內省能力。

我們在日常生活中，由於種種原因，會引起生理的反射性緊張激動的心緒。但是，正如人們會發怒、興奮一樣，也會透過冥想這個生來就有的機制來改善這種狀況。如果我們平常能加以練習的話，我們就更能提高控制自己情緒的能力了。

下面介紹一下練習冥想的簡單方法：

一、選擇一個安靜的環境，穩坐在一個舒適的位置上，使自己產生一種即將入睡的意向，但不要躺下來；

二、閉上雙眼，使自己心平氣和的安靜下來；

三、放鬆全身肌肉，從足部開始逐步放鬆，直到臉部；

四、用鼻子進行有意識的呼吸，呼吸時默念「一」，如此交替著吸氣、呼氣。讀「一」有助於防止思想分散，呼吸時要自然放鬆，保持一定的規律；

五、持續約二十分鐘後，睜開眼睛看一下時間，切不可使用鬧鐘或其他提醒裝置。完成動作後，再閉目靜坐幾分鐘。

如果能按以上練習方法每天堅持做一到二次，長期下來，內心會變得很平和，愛發脾氣和易怒的人會明顯減少生氣的次數。但需要注意的是，以上練習方法不宜在飯後兩小時內進行，因消化過程不利於效果的發揮。

適當的冥想對身心健康是有益的，但如果過度，也會產生許多負面作用。曾有報告說，有些人因練習冥想而產生了嚴重心理症狀，造成抑鬱或出現精神分裂症，有的甚至產生了自殺的念頭。這些負面的現象與開始時的過度冥想有關，如果冥想次數過多，每次時間又長達幾小時的話，那麼對情緒反而會產生不健康的影響。

溫馨提示：

⊕ 壓力過重或感到煩躁的時候，選擇冥想的調節方法有助於緩解壓力、平靜內心；

⊕ 早晨是練習冥想的最好時間，飯後不適合冥想；

⊕ 一天中冥想的次數不要超過二次，時間不要超過一個小時。

七十四、嫉妒之心，請你走開

嫉妒是一種人格缺陷，是一種陰暗心理，也是一種破壞性因素，對生活、人生、工作、事業都會產生消極的影響。一個懷有嫉妒心理的人，總是難以獲得好的情緒，總會缺乏積極奮進的精神。而且，嫉妒心理對一個人的危害是多方面的。

(一)容易使人產生偏見

嫉妒，在某種程度上說，是與偏見相伴而生、相伴而長的。嫉妒程度有多大，偏見也就有多大。

(二)壓制和摧殘人才

在現實社會生活中，在對人才的評價和使用的過程中，時常受到嫉妒心理的干擾，使得有些人才得不到及時、合理的提拔。

(三)影響人際關係

嫉妒是人際交往中的心理障礙，它會限制人的交往範圍，壓抑人的交往熱情，甚至能化友為敵。

(四)影響身心健康

妒火中燒而得不到適宜的發洩時，內分泌系統會功能失調，導致心血管或神經系統功能紊亂而影響身心健康。

但是，一些人對別人的嫉妒是情不自禁的，他也知道這是一種不好的心理，但就是無法控制這種不好的心理狀態。有沒有把嫉妒這種消極的心理轉化為積極因素的辦法呢？可以肯定的回答：有。只要有一個較好的意志品質，有一心向善的自覺行為，嫉妒這種不良的心理也能轉化為積極的動力。那麼應該怎樣做呢？

（一）具備自知之明，客觀評價自己

當嫉妒心理萌發時，或是有一定表現時，能夠積極主動的調整自己的意識和行動，從而控制自己的動機和感情。這就需要冷靜的分析自己的想法和行為，同時客觀的評價自己，找出差距和問題。當認清了自己後，再重新評價別人，自然也就能夠有所覺悟了。

（二）調整心態

一旦有了嫉妒的心態，只要能對自己看問題的視角做必要的調整，從另一個角度全面審視，便會發現自己對別人的嫉妒是完全沒有必要的，也是毫無意義的。

（三）不要追求虛榮

虛榮心是一種扭曲了的自尊心。自尊心追求的是真實的榮譽，而虛榮心追求的是虛假的榮譽。對於嫉妒心理來說，它的要面子、不願意別人超過自己、以貶低別人來抬高自己，正是一種虛榮、空虛的心理需要。虛榮心與嫉妒心二者緊密相連，相依為命，所以克服一分虛榮心就少一分嫉妒。

（四）開闊心胸

一個心胸寬廣的人，是不會嫉妒別人的。要使自己有一個比較開闊的心胸，必須不斷加強自身修養，使自己從經常產生嫉妒的心理中擺脫出來。要多向身邊那些性情開朗、心胸開闊的人學習，要不斷在心裡告誡自己，不能小心眼。有一個人自知他經常出現嫉妒心理，便向一個性情開朗的朋友求教。那個朋友說，辦法十分簡單，只要你不去計較，便立即見效。後來，這個人只要碰上對別人心生不滿的時候，就想想朋友的話，便覺得自己不會嫉妒別人了。

總之，嫉妒是一種不健康的心理。如果你想改變它，不是不可能，只要你努力的客觀評價自己，學會調整自己的心態，不追求虛榮，不去計較一些小事情，就能克服這種不良的心態。

溫馨提示：

⊕ 經常反省自身，客觀評價自己，有助於遠離嫉妒；

⊕ 與人相處，多一分寬容，少一分嫉妒；

⊕ 虛榮心是產生嫉妒的重要因素。

七十五、告別貪婪

春秋時代偉大的教育家、思想家孔子主張君子有三戒：「少之時血氣未定，戒之在色；及其壯也，血氣方剛，戒之在鬥；及其老也，血氣既衰，戒之在得。」因為縱欲、鬥毆及貪婪，均可危害健康、損傷人的身體，導致病患滋生，甚至威脅生命。

貪婪心理與健康的生活品質是不相符的，許多人正是因為貪婪而走上了追悔莫及的道路。貪婪是一種過度的慾望，它的表現主要有以下幾點：

一、不擇手段的財慾；

二、難以滿足的貪慾；

三、難以填補的權力欲；

四、欺世盜名的名慾；

五、膽大包天的色慾。

一般來講，貪婪心理的形成主要有以下幾個方面：

(一)錯誤的價值觀念

極端的個人主義思想最容易造成貪婪的心理。一個極度自私的人會認為社會是為自己而存在，天下之物皆為自己擁有，而且永遠不會滿足，得隴望蜀，在金錢、名譽和權力上永遠不會停止攫取的腳步。

(二) 攀比心理

攀比心理最要不得，它能使清白之人變得自私和貪婪。當他們看到原來與自己境況差不多的同事、同學、鄰居、朋友、親戚、下屬、晚輩，甚至原來那些比自己條件差得遠的人都發了財，心理就不平衡了，覺得自己活得太冤枉，由此就學著伸出了貪婪的雙手。

(三) 行為的強化作用

有貪婪之心的人，初次伸出貪婪之手時，多有懼怕心理，害怕暴露而受到懲罰。如果一旦得手，便喜上心頭，而屢屢嘗到甜頭後，膽子就越來越大。每一次僥倖過關對他都是一種條件刺激，會不斷強化貪婪心理。

(四) 補償心理

有些人原來家境貧寒，或者生活中有一段坎坷的經歷，便覺得社會對自己不公平。一旦其地位、身份上升，就會利用手中的權力索取不義之財，以補償以往的損失。

其實，貪婪並非遺傳所致，是個人在後天生活環境中受病態文化的影響，形成自私、攫取、不滿足的價值觀，而出現的不正常的行為表現。若要擺脫它，是可以自我調適的，具體方法如下：

(一) 格言自警法

古往今來，仁人賢士對貪婪之人是非常鄙視的，他們寫出大量的文章和詩歌，鞭撻或諷刺那些索取不義之財的行為。而且，有大量的事實表明，極度貪婪的人最終都沒有好結果。想消除貪婪心理的人，應牢記那些詩文、名言、格言和前車之鑑，朝夕自警。

(二) 自我反思法

自己在紙上連續二十次用筆回答「我喜歡……」這個問題。回答時應不假思索，限時二十秒鐘，待全部寫下後，再逐一分析哪些是合理的慾望，哪些是超出能力的過分的慾望，這樣就可明確貪婪的對象與範圍，最後對造成貪婪心理的原因與危害，作較深層的分析。分析自己貪婪的原因是有攀比、補償、僥倖的心理呢，還是缺乏正確的人生觀、價值觀。分析清楚後，便下決心，要堂堂正正做人，改掉貪婪的惡習。

(三) 知足常樂法

心理調適的最好辦法就是做到知足常樂，不要對生活的期望過高。如能「知足」便不會有非分之想，也就能保持心理平衡，做到「常樂」了。

溫馨提示：

⊕ 貪婪的人最終都會一無所有，應該常常以此自警；
⊕ 貪婪會引導一個人走上違法的不歸之路，一定要克服它；
⊕ 攀比心理最要不得，它能使清白之人變得自私和貪婪；
⊕ 知足常樂是保持心理平衡，克服貪婪的最好方法。

七十六、別為小事抓狂

在我們的現實生活中，有些較為重大的事情，如喪偶、離婚、退休、更換工作、生活學習環境的改變等，會給我們帶來很大的心理壓力，使我們為此憂心或焦慮。但是，這些事情並不會經常發生，我們平常面對更多的則是許許多多的小事。但可不要小看這些小事，如果處理不好，它會給我們帶來很多麻煩。儘管小事情小，但小事情多，總為小事而抓狂，最終會對身心健康產生不良後果。醫學研究表明，人若經常處於煩惱和憂愁的漩渦之中，頻頻激發人體的「應激反應」，不僅會加速衰老，而且會引起高血壓、消化性潰殤等疾病。

那麼，我們應該怎樣對待小事情呢？

(一) 認真對待，及時處理

人們對待事情的方法和態度是很重要的。如果我們遇到事情時積極面對現實，盡力克服困難，對於超出自身能力的事能客觀對待，不妄求不符現實的結局，即使面對麻煩，也能平和處之。反之，如果該努力的卻退縮，該迴避的卻硬扛，會使問題越積越多，小事情也會變成大事情，那時就不好處理了。

因此，我們要學會合理評估日常生活中的麻煩事，不要一遇到小事就急躁、抓狂。首先應該想一想發生的事情是好的、不相干的還是會產生壓力的。然後，考慮用什麼辦法來應付，並用想好的方法去應對。在處理問題的過程中，對所用的方法可做適當調整。透過對問題進行合理評估，當事人可獲得良好的情緒及平衡的心態。

另外，學會調整想法很重要。有的人講究完美主義，凡事以為大難當頭，不可收拾，實際上是誇大了問題的嚴重性。如果理智的考一下，改變角度去看問題，則發現大事能化小，小事能化了，沒有什麼可大驚小怪的。

（二）視而不見，糊塗處之

如果是生活中的一些非原則性的小事，就不必去認真計較了，可以對之視而不見，糊塗處之。從心理學角度來看，對非原則性的不中聽的話或看不慣的事，裝作沒聽見、沒看見或隨聽、隨看、隨忘，這種「小事糊塗」的做法，既可使矛盾「冰消雪融」，又可使緊張的氣氛變得輕鬆、活潑，豈非養生的妙法？

其實，人們日常生活中許多糾紛常常是因一些雞毛蒜皮的小事引起，聰明的人在處理這類糾紛時常常用「不置可否」、「順其自然」的方法，因而矛盾常於無形之中隨之化解。倘若過分熱衷於弄清誰是誰非，一味的斤斤計較，或只顧發洩心中的怨恨，結果反而會激化矛盾，於身心健康無益。

由此可見，人們在處理某些感情衝突時，在適當的情況下，「糊塗」一下是很有必要的，尤其是當你處於困境或遭遇挫折之時，「糊塗」更能顯示出它的價值。它會幫助你消除心理上的痛苦和疲憊，甚至逾越難以想像的鴻溝。這是因為，「糊塗」也是樂觀主義精神的一種體現。

當然，「小事糊塗」絕非事事糊塗、處處糊塗。若在大是大非面前不分青紅皂白，不講原則性，那就成了糊塗蟲了。總之在生活中，大事明白，小事糊塗，能使你經常保持心胸坦然，精神愉快，減少對大腦保衛系統的不必要刺激，故鄭板橋的一句名言「難得糊塗」堪稱養心妙招。

溫馨提示：

⊕ 總為小事情而憂心的人是不會快樂的；

⊕ 小事要及時解決，不要越積越多；

⊕ 許多小事對於生活沒有意義和價值，最好對其視而不見，糊塗處之。

七十七、不要感到活得「累」

現代社會的生活節奏日趨加快，競爭日趨激烈，心理壓力也越來越大，乃至使人出現頭昏腦漲、全身乏力、嗜睡或失眠、容易激動、對周圍的一切感到冷漠和不順眼、思維遲鈍、邏輯推理能力受阻、食慾減退、情緒不穩，甚至出現一些身體組織器官的形態改變。因而，我們常常會聽到有人感嘆：「活著真累」，這種自我感覺的體驗和症狀是一種自卑心理的集中體現，它是吞噬自我心靈的病菌，給人帶來莫大的痛苦。

其實，感到活得累與不累與人生的價值取向和行為方式有很大關係，下列行為往往會導致一個人感到活得「累」：

一、以抱怨的態度對待生活上的事情，怨天尤人，很少有滿足感；

二、沒有做人的原則，凡事聽命於人，從無個人主見；

三、生活目標過高，脫離實際，幾經拼搏也無法實現，挫折感由此而產生，以致最終意志消沉，喪失信心；

四、做事有頭無尾，見異思遷，好高騖遠，永遠不用認真的態度對待任何事；

五、經常懷疑別人的所作所為包藏不良動機，心胸狹窄，難以與人溝通思想感情，人際關係緊張；

六、企圖取悅所有的人，讓別人牽著自己的鼻子走，本想八面玲瓏，結果卻處處不討好；

七、小事不願做，大事做不來，拒絕嘗試新的事物，以消極、被動的態度對待生活，經常躲在生活的角落裡；

八、希望別人能圍著自己轉，以自我為中心，聽不進不同意見，喜歡發號施令，甚至成了「孤家寡人」；

九、依賴性過強，無病呻吟，小病大養，「嬌」「驕」二氣嚴重，時時處處都希望得到別人的關心和照顧；

十、不能合理安排工作、學習和休息，終日忙忙碌碌；總感到有做不完的事，時間不夠用，找不到修整、調節生活的港灣。

由以上種種行為和想法而造成的讓人感覺活得「累」是一種典型的「心累」，它對身體健康的危害主要是造成「內耗」，形成不易覺察到的身體內在器官（尤其是心、腦、胃等重要器官）及功能的慢性削弱和損傷，它動搖了人體健康的「根本」，如果得不到及時的警覺和關注，臨床恢復的難度會增加，且恢復過程往往變得比較漫長，容易導致多種現稱為「頭號殺手」的疾病產生。

其實，克服「心累」很重要的一條是要有一顆樂觀的心，能夠發現一些生活中的美好事情和情感，對未來充滿信心並用一顆平常心來看待生活，明白人是在為自己而活著。這樣看問題的眼界就會寬廣很多，不會去為力所不能及的事情和已經過去的挫折而耿耿於懷，自我折磨。心理學家馬斯洛有句名言：「第一流的湯比第二流的畫更富創造性。」意思是說，在競爭如此激烈的環境中，如果你適合當一名廚師，那就不必去追求當一名畫家了。

另外，我們還要用實事求是的態度去開發自己的潛能，不要過分在意別人的掌聲與稱讚，在不斷擴大自己心理空間的同時去體驗生活本身的意義和愉快。

溫馨提示：

⊕ 不要去攀比，那樣會使人感覺到很累；

⊕ 人是為自己而活著的，不要企圖去取悅所有人；

⊕ 不要去強求一些力所不能及的事情。

七十八、生氣不要超過三分鐘

研究表明：一個人如果在精神上遭受重大的創傷或打擊，即使心理平衡調整得好，平均也要折壽一年。如果惱怒超過半年不解，大約要縮短壽命二到三年。因此，為了身體健康，有關專家提出這樣一個口號：生氣不該超過三分鐘。

那麼，為什麼生氣時間一長就容易致病甚至縮短壽命呢?從中醫學的角度來講，人的精神心理活動與肝臟的功能有關。當人受到精神刺激造成心情不暢、精神抑鬱時，會影響肝臟功能的正常發揮。肝臟平常透過調節氣息輔助脾胃消化，肝氣鬱結則氣息不利，不思飲食。我們都有這樣的體會，當遇到令人非常生氣的事情時，就會沒有食慾，不想吃飯。肝臟還與精神活動有關，肝氣不舒則急躁易怒，情緒激動有時就會做出一些不理智的事情。

美國生理學家愛爾馬曾做過一個實驗：把一支支玻璃管插在正好是攝氏零度的冰水混合容器裡，然後收集人們在不同情緒狀態下的「氣水」，描繪出了人生氣的「心理地圖」。實驗發現，當人們心平氣和時，呼出的冷凝氣水澄清無色不含雜質；生氣時則有紫色沉澱。愛爾馬把人在生氣時呼出的「生氣水」注射到大白鼠身上，幾分鐘後大白鼠就死了。由此分析，人生氣時的生理反應十分強烈，分泌物比任何時候都複雜，且更具毒性。因此，愛生氣的人很難健康，更難長壽。

俗話說，「笑一笑，十年少；愁一愁，白了頭」，如果僅僅是白了頭，那麼還有染髮劑可以應付，問題是發愁生氣還會給人體造成多方面的損傷，導致多種疾病的發生。如果我們平常對一些小事抱著一種「無所謂」的態度，就不會太容易生氣，即使有氣也是來得快，去得快。俗話說「糊塗也有糊塗福」，為了健康長壽，讓我們提倡：人應糊塗一點，盡量少生氣。即使生氣也應儘快宣洩，生氣一定不要超過3分鐘。

我們在日常生活中也許很難做到不生氣，所以我們就要學習如何儘快消氣，我們可以採取以下方法：

一、躲避法：遠離讓你生氣的現場和惹你生氣的人，做到「眼不見為淨」；

二、宣洩法：向自己信賴的人傾訴內心的不平，尋求安慰；

三、轉移法：做自己喜歡做的事，將注意力轉移到別的事情上面去；

四、昇華法：化悲憤為力量，全心投入到自己的工作中去，說不定還能由此成就一番事業呢！

中國古代有首《莫生氣》，歌曰：「他人氣我我不氣，我本無心生他氣。倘若生氣中他計，氣出病來無人替。請來醫生將病醫，反說氣病治非易。生氣危害真可懼，只恐因病把命棄。我今嘗過氣中味，不氣不氣真不氣。

溫馨提示：

⊕ 如果生氣，一定要想辦法不要讓它超過三分鐘；

⊕ 保持樂觀心態有助於我們的身體健康；

⊕ 糊塗也有糊塗福，不要太執著於一些無所謂的小事上。

七十九、保持心理平衡

心理失衡的現象在生活中時有發生。凡是遇到工作不順利、與家人爭吵、被人誤解譏諷等情況時，各種消極情緒就在內心積累，從而使心理失去平衡。消極情緒占據內心的一部分，而由於慣性的作用使這部分越來越沉重，而未被占據的那部分卻越來越空、越變越輕。因而心理明顯分裂成兩個部分，沉者壓抑，輕者浮躁，使人出現暴戾、輕率、偏頗和愚蠢等等難以自己的行為。這是心理積累的能量在自然宣洩，其行為具有破壞性。

那麼，人類怎樣保持心理平衡，使自己處於健康而良好的狀態呢？

(一) 不對自己要求過高

一個人應該有自己的理想和人生目標，但是有些人給自己設定的目標是非自己能力所能及的，就算長期努力，也沒有實現心中所想，便會認為自己運氣不佳而終日憂鬱。還有些人做事要求盡善盡美，對自己的要求近乎完美無瑕，結果，受害者還是自己。

為了消除挫折感，我們應當把目標定在自己能力範圍之內，並盡心盡力的去做。當目標實現的時候，心情自然就會舒暢了，然後我們再設定下一個目標。

(二) 不要把希望寄託在別人身上

很多人把希望寄託在他人身上，假如對方達不到自己的要求，便會大失所望。其實，每個人都有他的思想、優點和缺點，何必要求別人迎合自己的要求呢？這是將自己的「標準」強加於人。

(三)疏導自己的憤怒情緒

當我們情緒憤怒的時候，可以想辦法把它發洩在其他事情上，如打球、唱歌、跳舞等，以轉移注意力。

(四)偶然亦要屈服

一個做大事的人，處事要從大處看。只要大前提不受影響，小處有時亦不必過分堅持，以減少自己的煩惱。

(五)暫時逃避

在生活受到挫折時，應該暫時將煩惱放下，去做你喜歡做的事，如運動、睡眠或看電視等，等到心情平靜時，再重新面對自己的難題。

(六)不要處處與人競爭

處處以他人作為競爭對象，會使得自己經常處於緊張狀態。其實，任何事情都是相互的，只要你不把人家看成對手，人家也不會與你為敵。

(七)找人傾訴煩惱

把所有的憂鬱埋藏在心底裡，只會加劇自己的苦惱，如果把內心的煩惱告訴給你的知己朋友，心情會頓感舒暢。

（八）為別人做些事

助人為樂為快樂之本，幫助別人，可以使自己忘卻煩惱，並且可以確定自己的存在價值，而不是把自己的快樂建築在別人痛苦的基礎上。

（九）在同一時間內只做一件事

要減少自己的精神負擔，不應同時進行一件以上的事情，以免弄得身心交瘁。

（十）對人表示善意

我們經常被人排斥，是因為人家對我們有戒心。如果在適當的時候，表現自己的善意，多交朋友，少樹「敵人」，心情自然變得平靜。

溫馨提示：

⊕ 心理平衡是心理健康的基礎，要多在這上面下工夫；
⊕ 多交朋友、少樹敵人，有助於開闊胸懷，平衡心理；
⊕ 不要對自己要求過高，目標的設定應當合理；
⊕ 避免與別人的攀比，那是沒有什麼意義的事情。

第八部分　養生保健習慣

八十、別等疲勞才休息

根據大多數人的習慣，我們一般是在疲勞的時候才休息。而從養生保健的角度來講，這樣做並不是個好習慣。生理學家曾做過這樣一個試驗：讓一組身強力壯的青年搬運工人往貨輪上裝鐵塊，青年們連續搬了四個小時，結果只勉強裝了十二噸的貨物，而且個個都累彎了腰精疲力竭的。可是一天後，讓這些青年搬運工人每做二十六分鐘就主動休息四分鐘，同樣花四小時，卻裝了四十七噸的鐵錠，而且還不覺得很累，工作效率明顯提高。這個實驗表明，人體持續活動越久或勞動強度越大，疲勞的程度就愈重，產生的疲勞感就愈強，消除疲勞所用的時間也越長，這就是「累了才休息」的弊端。

人體在新陳代謝過程中產生的二氧化碳、乳酸、非蛋白氮等物質是疲勞產生的物質基礎，當體內的這些疲勞物質積累到一定程度，到達「疲勞閾值」時，人就會感到疲勞。人體內有能消除、轉化這種疲勞物質的機制，當疲勞物質的數量在「疲勞閾值」以下時，這種物質很快被消除，而當疲勞物質的數量達到甚至超過這個範圍時，消除它們的時間就大大延長，同時又極易誘發許多疾病。

所以，我們一定不要等到疲勞的時候才休息，而應該要：

（一）主動休息

所謂「主動休息」，是指在身體尚未感到疲乏之時和心境未達到臨界狀態時就休息，它打破了過去人們那種「累了才休息」的傳統觀念。其內涵包括主動休身和主動休心兩個方面，前者是一種生理調適，後者則是一種心理保養。

主動休身的意思很明顯，就是合理的安排休息時間，不要等到身體疲勞了才開始休息，重在養成一個合理有序的休息習慣。主動休心的目的是避免心理疲勞，它的方式有很多，包括靜心、怡心、安心、寬心、誠心、正心等，其中的靜心是基礎與核心，俗話說：「靜能養神，靜可生慧」。

第二次世界大戰期間，年紀已七十歲高齡的英國首相邱吉爾，雖然夜以繼日的工作，但卻總是精力充沛的樣子，令人驚奇。原來他很會安排自己的休息，每天中午都上床睡一小時，晚上八點吃晚飯之前又睡二個小時，即使乘車，他也抓緊時間閉目養神。正是這種主動休息的良好習慣，使他不覺疲憊，性格豁達，免去許多老年人常有的痛苦和憂鬱，做出了驚人的政績。

（二）積極休息

所謂「積極休息」，就是指在日常生活中，按時更換不同的活動內容。國外學者指出，要合理的組織勞動和休息，就得善於利用有趣的休息方式。體力勞動者休息時做點藝文活動，腦力勞動者休息時做點輕微的體力活動，動靜交替進行，這是很有好處的。

生理學研究表明，參加一項自己感興趣的活動，人體就不容易感覺疲勞，同樣，有興趣的休息方式也能迅速消除人體的疲勞。因此，有人認為，把娛樂活動巧妙的加入到生活中去的人是最會生活的人。

（三）消極休息

和「積極休息」相對的就是「消極休息」了，但它不是指情緒上的消極。如果說積極休息是以「動」為主，那麼消極休息則是以「靜」為主，主要由玩、坐、臥組成。玩包括欣賞各種藝術表演、慢速散步等，坐包括靜坐、氣功之類。休息講究動靜結合，但應以「動」為主。睡眠是休息的一種方式，但應適可而止。如果成天睡眠，不但容易發胖，人也會逐漸消沉，睡出毛病來。

對於老年人來說，更應該提倡積極休息。體力尚好的老人，每天可適當參加輕微的體力勞動或適宜的體育鍛鍊，譬如飼養些小動物、種花、做些家務及參加慢跑、騎車等；體力較弱的老年人，則以靜坐、散步、參加娛樂活動為主。只有休息得好，精神愉快，才可以促進健康長壽。

溫馨提示：

⊕ 不要等疲勞了才開始休息；

⊕ 休息應該學會「主動休息」和「積極休息」；

⊕ 休息應當「動」「靜」結合才會有更好的效果。

八十一、常梳頭，護髮又健腦

我們很多人都知道，常梳頭有助於護髮健腦，可以達到養生的目的。傳統中醫學認為，人的頭部是人體的主宰，乃「諸陽所會，與百會相通」之處。頭部有百會、太陽、玉枕、風池、通天、月窗、承炎、天沖、神庭諸多穴位，常梳頭，可以刺激頭部穴區和臟腑相對應於頭部體表的全息元，使邪氣外排，同時提高身體抗病能力，加強器官組織細胞的新陳代謝。

梳頭保健可謂歷史悠久，源遠流長，是傳統醫學療法的寶貴遺產之一。從古至今，人們都對梳頭健身非常重視。早在南北朝時，著名醫學家陶弘景就明確指出了梳頭的益處：「頭當數櫛，血流不滯，髮根常豎。」宋朝大文學家蘇東坡一度頭髮脫落嚴重，後來他接受一位名醫勸告，堅持早晚梳頭，不久即癒。南宋大詩人陸游，每日晨起堅持梳頭，在白髮上梳了再梳，終於梳出新生的黑髮，便吟道「覺來忽見天窗白，短髮蕭蕭起自梳」。清朝慈禧太后，每日叫太監梳頭，年過七旬，仍青絲滿頭。

其實，我們在生活中也常有這種經歷：每當疲勞、煩悶時，洗洗頭，就會感到頭腦清醒，全身輕鬆，精神振奮。原因就是在洗頭或梳頭過程中，大腦的許多經穴，受到梳具或手指的刺激，從而經絡舒達，陰陽調和。

現代醫學也證明，常梳頭，刺激頭皮的神經末梢，能有效的調節改善大腦皮質的興奮與抑制過程，調節中樞神經的功能，促進血液循環，刺激皮下腺體的分泌，增加頭髮根部的血量，改善頭髮黑色素細胞的活性，增加毛球部黑色素細胞的數量。不僅能促進頭髮生長，減少脫髮，而且對消除神經衰弱、失眠等症狀，也有積極的作用。

因此，我們不要小看梳頭這一「舉手之勞」，如能長期堅持，定會有利於身體健康。但是，我們必須掌握正確的方法，才能透過梳頭護髮達到養生保健的目的。

(一)正確的梳法

我們梳頭時最常用的是梳子。用梳子梳頭要緊貼頭皮，按經絡的走向順序，從前額正中開始向頭頂、枕部、頸部梳理，然後再梳劃左右兩側，力度適中，每次梳一百下左右。

如頭皮發癢或出現少量脫髮，可每次增加一百下，梳到頭皮有熱、脹、麻的感覺。用梳子梳要注意梳子的選擇，不宜用齒尖過密的，最好用梳齒短禿而稀疏的，角質最好，木質亦可。另外，我們可以用手指來梳頭。用十指梳頭可以隨時隨的梳，它要求拇指相對，掌心向頭，由前向後梳，邊梳邊按摩。由於手指較寬，用力較大，所以動作一定要輕柔，不宜太快。

梳髮可在早晚各梳一次，但晚上不宜在臨睡前梳，以免影響入睡。

(二) 按摩

這是健髮的有效方法。髮多且厚的，可用手指插入髮中，用手指肚做環形撫摩；髮少的，可直接用手掌按摩頭髮。

(三) 啄法

這是按摩的另一種手法，其刺激性要比按摩法大，具體方法是：微屈五指，五指稍分開，聚攏成梅花形，用一手或兩手同時或交替啄擊頭部，像雞啄米的樣子。啄要用力輕快而有節奏。

(四) 牽拉

牽拉也是一種健髮方式，就是在梳理時，邊梳邊握緊一束頭髮向上揪拉。揪拉時要多握一些，握得要緊，輕重要合宜，不宜用勁過猛，要平均用勁。這種方法可防止脫髮。

溫馨提示：

⊕ 常常梳髮有助於護髮健腦；

⊕ 用梳子不宜用齒尖過密的，最好用梳齒短禿而稀疏的；

⊕ 臨睡前最好不要梳髮，以免影響睡眠。

八十二、清洗按摩鼻子益健康

鼻子對人體健康起著重要作用，儘管它比較小，但它卻是人體與空氣打交道的第一關口，外與自然界相通，內與很多重要器官相連接，既是人體新陳代謝的重要器官之一，又是防止致病微生物、灰塵及各種髒物侵入的第一道防線。由此可見，平常加強鼻子的保健對我們的健康非常重要。

儘管鼻子占據的空間不大，但我們想要把它保護好，也不是一件輕鬆的事情，這需要我們做很多事情。

（一）給鼻子「洗洗澡」

我們終日呼吸，難免會吸進一些被廢物汙染的空氣，特別是在現代化大都市中，空氣中含有很多灰塵、二氧化硫等有害物質。與這樣的空氣打交道，鼻子難免會受到汙染物的侵襲，灰塵會在鼻腔內留下了很多汙垢，二氧化硫等化學物質會嚴重破壞鼻腔細胞。經常洗鼻，可及時清除鼻腔內乾痂，使鼻腔更好的發揮過濾、清潔功能。

洗鼻的方法是：用掌心盛水或生理食鹽水，低頭由鼻將其輕輕吸入，再經鼻擤出，反覆數次。也可將生理食鹽水瓶吊高，連接輸液器管，管口伸進鼻腔二到三公分，邊沖洗邊擤出。一年四季都應提倡冷水洗鼻，尤其是在早晨洗臉時，用冷水多洗幾次鼻，可改善鼻黏膜的血液循環，增強鼻子對天氣變化的適應能力，預防呼吸道疾患。

除了用水洗外，還應該堅持用冷空氣清潔，特別是冬季，堅持體育鍛鍊，多呼吸點新鮮冷空氣，對鼻子也有很好的清汙作用。

（二）定期對鼻子進行按摩

首先來講，可以分為鼻外按摩和鼻內按摩。鼻外按摩的方法是要求用左手或右手的拇指與食指，夾住鼻根兩側並用力向下拉，由上至下連拉十二次。這樣拉動鼻部，可促進鼻黏膜的血液循環，有利於正常分泌鼻黏液。

鼻內按摩是將拇指和食指分別伸入左右鼻腔內，夾住鼻中隔軟骨輕輕向下拉若干次。此法既可增加鼻黏膜的抗病能力，預防感冒和鼻炎，又能使鼻腔濕潤，保持黏膜正常。在冬春季，能有效的減輕冷空氣對肺部的刺激，減少咳嗽等疾病的發生，增加耐寒能力，拉動鼻中隔軟骨，還有利於防治萎縮性鼻炎。

其次，根據按摩穴位的不同，可以分為「迎香」穴位按摩和「印堂」穴位按摩。「迎香」穴位按摩是以左右手的中指或食指點按「迎香穴」（在鼻翼旁的鼻唇溝凹陷處）若干次。因為在「迎香」穴位有臉部動、靜脈及眶下動、靜脈的分支，是臉部神經和眼眶下神經的吻合處。按摩此穴既有助於改善局部血液循環，防治鼻病，還能防治臉部神經麻痹症。「印堂穴」按摩是用拇指和食指、中指的指腹點按「印堂穴」（在兩眉中間）十二次，也可用兩手中指，一左一右交替按摩「印堂」穴。此法可增強鼻黏膜上皮細胞的增生能力，並能刺激嗅覺細胞，使嗅覺靈敏，還能預防感冒和呼吸道疾病。

（三）氣功健鼻

《內功圖說》中有三步鍛鍊健鼻功法。首先兩手拇指擦熱，揩擦鼻關三十六次；然後靜心意守，排除雜念，雙目注視鼻端，默數呼吸次數三到五分鐘。晚上睡覺前，俯臥於床上，暫去枕頭，兩膝部彎曲，兩足心向上，用鼻深吸四次，呼氣四次，最後恢復正常呼吸。本法可潤肺健鼻，預防感冒和疾病，還有強身健體的作用。

（四）改掉不良習慣

有些人愛用手挖鼻孔、拔鼻毛或剪鼻毛，這些都是不良的習慣。因為這樣做不僅會損害鼻毛和鼻黏膜，影響鼻功能，還有可能會因為手或剪刀上有細菌，引起鼻腔內化膿性感染，甚至還可能引起顱內和耳的疾病。

溫馨提示：

⊕ 洗鼻時最好用冷水洗；

⊕ 多按摩鼻子，預防感冒和呼吸道疾病；

⊕ 不要用手挖鼻孔、拔鼻毛或剪鼻毛。

八十三、打好「保胃戰」

我們一定記得這樣一句廣告詞「胃疼？光榮！一定是工作忙的。」這句話可謂一語中的，現在很多上班族就正好應了這句話。許多人一旦工作忙起來，往往都是要工作不要身體，除了加班之外，經常把吃飯的時間都用來工作。長期這樣下去，胃真的承受不了，很多「工作狂」們常常是患有各類胃病：消化不良、慢性胃炎、胃潰瘍等等，嚴重的影響著正常的工作和生活。因此，打響「保胃戰」刻不容緩。

（一）藥物的選擇

胃病主要分兩大類，一類屬於器質性病變，症狀有：胃出血、胃潰瘍、胃萎縮，嚴重的還會出現腫瘤等。這一類胃病必須及時去醫院治療，否則可能會危及到生命。另一類胃病屬於功能性病變，症狀主要有：噁心、胃酸逆流、消化不良、嘔吐等。這一類胃病可以透過服用一些指示用藥，進行調理。

目前市場上治療胃病的指示用藥很多，選擇範圍也很廣。但是，缺乏胃病常識或缺乏醫學知識的人，在選擇藥品時，往往都很茫然，而大多數人選擇藥品的依據就是廣告，這是非常不健康的。

醫生認為，有一種被專家稱為鈊劑的藥品，它的副作用比較明顯，在日本已經屬於被禁止的藥品，可是在有些國家卻銷售得非常好。大家在電視上經常看見的胃藥廣告中，其實有許多胃藥的主要成分是碳酸氫鈉，治療胃酸效果十分顯著，這是因為鹼性的碳酸氫鈉能夠迅速中和掉胃中的胃酸。可實際上，這類胃藥服用後，會導致胃酸的分泌越來越多，這無異於飲鴆止渴。

（二）注意飲食

腸胃也像人一樣，屬於有生命的東西，它也有自己的作息時間。一日三餐之時，腸胃會自動分泌出胃酸以及蛋白酶等，等待食物的到來。然而許多人卻並不按時吃飯，不按時給腸胃提供食物，或者乾脆就不吃飯，讓胃液「空等」。這種現象在一些追求「瘦身」風尚的年輕女性中最常見。

其實用不按時吃飯的方法減肥是很容易傷害腸胃的。饑餓時，胃最直接的反應就是「疼」，因為到了吃飯時間你沒有用餐，腸胃卻依然在蠕動，等待消化食物。如果沒有食物供給，那麼消化的可能就是胃壁，時間一長，胃壁就會變薄，這樣造成胃穿孔的危險性就比較大了。有一些飲食不規律的工作狂們，往往當有胃液分泌的時候不吃，而當胃液沒有分泌的時候，卻又來個突然襲擊，暴飲暴食，讓腸胃不知所措，長期這樣下去，再好的腸胃也會受不了的。

所以，想要打響「保胃戰」，按時吃飯是不能忽視的，即使是為了減肥的女性朋友也不能不按時吃飯。尤其晚上，如果不吃，不但容易造成胃部消化功能紊亂，而且還會造成第二天進食後體重的反彈。因此可以適當的吃點體積大熱量低易消化的食物，讓身體產生飽腹感，比如粥、湯一類的食物。

另外，有些人一吃完飯就急著運動減肥，其實這也不健康。因為腸胃進行消化的時候，需要血液供給，如果身體進行比較劇烈的運動，血液就會流向四肢，而不能很好的供給到胃部，很容易造成消化不良。所以飯後二十分鐘內，不要做劇烈的運動，而應該散散步、聊聊天等。

除此之外，平時壓力過大也容易產生腸胃不適。這主要是由於工作壓力大，情緒緊張、心情壓抑，從而影響了腸胃蛋白酶的分泌，造成了這種功能性消化不良而產生胃痛。但是這種腸胃疾病，服藥不是治療的好辦法，關鍵還是要學著放鬆心情，緩解壓力。

溫馨提示：

⊕ 早餐吃熱食有利於保護胃氣；

⊕ 定時用餐是對胃部的最好保護；

⊕ 買藥品前盡量諮詢一下醫生。

八十四、珍惜唾液，強身健體

我們有很多人可能都不知道，唾液對於身體有著養生保健的作用，自古以來就受到醫學家、養生家的重視與肯定。這從唾液的別名就可以看出來，例如「金津」、「玉液」、「瓊漿」、「甘露」、「玉醴」、「華池神水」等，都是對它的美稱。

唾液是由口腔內三對較大的唾液腺腮腺、顎下腺和舌下腺所分泌的液體混合物。正常人每天分泌唾液約一千到一千五百毫升，正常唾液無色、無味、近於中性（酸鹼值六點六到七點一），它由唾液酶、水分、抗體、蛋白質、磷酸鈣、碳酸鈉、碳酸鈣、磷酸鎂和氯化鉀等所組成，其中水占了百分之九十八點五到百分之九十九。

那麼，唾液對於養生有保健哪些作用呢？

（一）強身健體

「氣是續命芝，津是延年藥」，這是古代醫者對唾液的極力推崇。腮腺激素是唾液中所含的最具魅力的物質，許多學者都認為它是一種「強身健體」的激素。腮腺激素能增加肌肉、血管、結締組織、骨骼、軟骨和牙齒的活力，尤其能強化血管的彈性，提高結締組織的生命力。只要腮腺激素充盈，血管和皮膚間質、結締組織的功能就會加強，皮膚的彈性就能得到保持。人到中年後，腮腺開始萎縮，分泌的激素就逐漸減少。常吞嚥唾液，可推遲腮腺的萎縮。

（二）有助於消化

唾液中的唾液澱粉酶可以分解食物中的澱粉來幫助消化。在進食酸性食物時，會由於刺激唾液腺產生大量的唾液來中和酸性的食物。在進食乾性食物時，大量唾液中的水分可以溶化乾性食物來幫助潤滑和吞嚥食物，使食物進入腸胃之前，就已經被稀釋和潤滑，有助於進一步的吸收和消化。

（三）清潔及抗菌作用

唾液可以沖洗牙齒上的食物殘渣，而且其中含有溶菌酸及抗體，可以抑制口腔中細菌的生長和蛀牙的形成。而那些口乾症的患者，由於無法清洗殘渣和細菌，因此口腔內極易形成腐物的堆積造成口臭，並進而發生蛀牙。

（四）維持身體水分的平衡

口乾時必會促使唾液的大量分泌來增加口腔的潤濕度，若身體水分太少而無法分泌唾液則會形成口渴，這種喝水解渴的慾望可以間接的調節體內的水分。

(五) 修復傷口，促進癒合

經驗告訴我們，舌尖和嘴唇被咬傷之後，傷口的癒合速度往往比其他部位快得多。動物受傷後，也常用舌頭去舔舐傷口。這都是因為唾液具有消炎止痛、止血、殺菌解毒的作用。

(六) 能使皮膚光潤，容顏悅澤

醫學研究發現，唾液中有一些成分既是皮膚細胞的最好營養物質，又不會引起皮膚過敏；唾液中含有多種生物酶，如溶菌酶、澱粉酶等，呈弱鹼性，可以消除臉部皮膚分泌的油質，殺滅臉部的一些細菌，避免臉部長癬生斑。因此，用唾液塗抹臉部，常有意想不到的效果。

由於唾液中含有碳酸鈣、磷酸鈣和磷質，會促使牙結石的形成，因此需要定期檢查牙齒，清洗牙結石，避免牙齦發炎及牙周病變的發生。

溫馨提示：

⊕ 吞嚥唾液有助於強身健體，延緩衰老；
⊕ 皮膚受傷後可以擦些唾液，有殺菌促癒的作用；
⊕ 唾液塗在臉上有助於皮膚光潤。

八十五、常捶背，好處多

捶背是一種比較適合於中老年人的養生保健方法。捶背可以刺激背部組織與穴位，再透過神經系統和經絡傳導，促進局部乃至全身的血液循環，增強內分泌系統與神經系統的功能，提高機體免疫力。

中醫認為，人體的背部有督脈和足太陽膀胱經循行，而且人體五臟六腑皆繫於背，心、肝、肺、脾、腎、胃、膽、大腸、小腸、膀胱、三焦、十二俞穴都集中在背部。適當捶打背部，可以振奮陽氣，疏通經絡，促進氣血運行，調和五臟六腑，起到消除疲勞、寧心安神的作用。

另外，捶背可以刺激背部皮膚和皮下組織，再透過神經系統和經絡傳導，促進局部乃至全身的血液循環，增強內分泌與神經系統的功能，提高機體免疫力和抗病能力，達到去病強身的目的。因此，捶背是一種很有益的保健方法，特別是對體弱多病的老年人，捶背可以防治多種慢性疾病，有益健康。

捶背簡單易行，還不受時間的約束。白天利用工作間隙捶背，可以使人保持頭腦清醒和精神振奮，有利於提高工作效率。晚上臨睡前捶背能助人寧心安神、催人入睡，是醫治失眠的良方之一。老年夫婦互相捶背，能使雙方神經系統處於最佳狀態，身體免疫力提高，有助於延年益壽。

一般來講，捶背通常有拍法和擊法兩種，均沿脊椎兩側進行。前者用虛掌拍打，後者用虛拳叩擊，手法均宜輕不宜重，力求動作協調、節奏均勻和著力富有彈性。如此自上而下或自下向上輕拍輕叩，既可自我操作，也可請別人幫忙，每分鐘七十到一百下，每日一到二次，每次捶背時間以三十分鐘為宜。對體弱多病的中老年人，捶背可以防治多種慢性疾病，的確不失為一種行之有效、操作簡便的家庭保健方法。不過對於患有嚴重心臟病、尚未明確診斷的脊椎病變以及晚期腫瘤者，則不要捶背，以防加重病情或引起意外事故的發生。

另外，在捶打時候要注意以下幾點：

一、握空心拳，不要把力量用在握拳上；

二、捶打速度要快慢適中，動作協調，剛柔相濟，捶打的力度以能使身震而不感到痛為宜；

三、根據自身情況選擇不同的手法，輕而緩的手法為補法，如精神緊張、情緒激動或患有虛損的疾病可用此法；強而快的手法為瀉法，如精神不振、倦怠乏力或邪實為患的疾病可用此法。

溫馨提示：

⊕ 對中老年人來講，捶背是一種比較適宜的養生保健方法；

⊕ 捶背可以防治多種慢性疾病；

⊕ 患有嚴重心臟病、尚未明確診斷的脊椎病變以及晚期腫瘤者，不適合捶背保健。

八十六、飲食不當，容易疲倦

一般來講，疲倦本身不算是病，但若長時間持續就要引起你的重視了。持續疲倦不一定表示身體有實質的病變，但肯定的是身體失去平衡，消耗多而休息少。另一方面，持續疲倦可能是某些疾病的徵兆，如糖尿病、慢性腎炎等。不過，我們一般不需要對疲倦有過多的擔憂，如果出現上述病症的相關症狀，應首先做詳細的身體檢查，然後有針對性的進行醫治。

引起疲勞的原因很複雜，包括飲食、工作、生活起居的安排等等。起居安排不好或工作量過大而引起的疲倦我們是經常見到的，可是我們對於飲食不當而引起的疲倦則較少關注。實際上，均衡的飲食是很重要的，五穀、蔬菜、水果、適量的肉食，都是健康飲食的基礎。如果飲食不當，就很容易引起疲倦。

(一)過食酸性食物易致疲倦

酸性食物不是指酸味食物，而是指含有磷、硫、氯等元素的食物，它們可以在體內形成酸性環境，從而引起身體不適。人們每天都在大量食用酸性食品，如主食中的米和麵，副食中的肉類、魚類、貝類、蝦、雞蛋、花生、紫菜，還有啤酒、白糖等。酸性體質的人常有一種疲倦感，經常表現為一些慢性症狀，諸如手腳發涼、容易感冒、皮膚脆弱、傷口不易癒合等。因此，在我們大量食用酸性食物的同時，還應吃一些鹼性食物以中和酸性，使我們的頭腦處於清醒活躍的狀態，如蔬菜、水果、豆類、海藻類、茶、咖啡、牛奶等，都屬於鹼性食品。

(二)避免吃過量高熱量、低營養的精製食物

這類食物過度氧化，含有有毒物質，令細胞缺氧，加速衰老。菸酒、咖啡因等食物，亦應避免。平日不感到口乾或熱氣時，不妨經常多吃一些補腎、補氣的食物。此外，應有適當的運動，以改善氣血的運行，增強體質。

(三) 少吃色胺酸含量多的食品

色胺酸是人體必需的胺基酸之一，但它可以促進大腦神經細胞分泌血清素。血清素具有抑制大腦思維活動，並最終導致疲倦的作用。因此，如果膳食中攝入的色胺酸過多，腦神經細胞產生的血清素必然隨之增加，人就容易產生疲倦感和睡意。

(四) 多攝入熱量高的食物

疲倦的產生還與人體攝入的熱量不足有關。植物性食物含有的熱量比動物性食物少，如果膳食中攝入的植物性食物過多，不能滿足人體的生理活動需要，就易於產生疲倦感。

(五) 多吃富含維生素的食物

作為輔酶，維生素能協助肝臟把人體積存的代謝產物儘快處理掉。秋天水果和蔬菜非常豐富，多吃一些能幫助克服疲倦。在日常生活中多從飲食上加以注意，就可以減少疲勞的發生。實驗證明，鉀、咖啡因、鹼性食品、維生素等都有助於消除疲勞、保持清醒。我們日常生活中的食物中，胡蘿蔔、大白菜、茶葉、巧克力、蘋果、海帶、黃豆、馬鈴薯等都是防止疲倦的食物。

溫馨提示：

⊕ 飲食應當注意酸鹼平衡，過多的吃酸性食物容易疲倦；

⊕ 適當的攝入熱量高的食物有助於抑制疲倦；

⊕ 一些提神的咖啡因食品不宜多吃。

八十七、多事之秋，保健切記

立秋之後，早晚涼風陣陣，秋風秋雨漸多，氣候多變，有專家告誡：多事之秋，如不注意養生保健，易患多種疾病，影響身體健康。一般來講，只要我們從多方面加以防範，注意養生，就能平安無事的度過「多事之秋」。

(一)合理調整飲食結構

秋天的時候，氣候會變得乾燥起來，空氣濕度遠不如盛夏。這樣的環境會加速人體皮膚黏膜水分的蒸發，使皮膚變得乾澀，同時伴有鼻燥、唇乾、喉嚨痛、頭痛等現象。因此，調整飲食結構，加大飲水量是秋天時必需的。

秋季可以多吃豆類等高蛋白植物性食物，少吃油膩味重的食物，蔥、薑、蒜、辣椒等辛味之品和燒烤品也盡量少吃，以防加重秋燥症狀。盡量多吃蔬菜水果，以補充體內維生素和礦物質，中和體內多餘的酸性代謝物，起到清火解毒的功效。

（二）不要盲目進補

盛夏過後，我們消瘦的身體開始逐漸恢復，食慾開始大增。因此，一些魚、肉等高熱量和高脂肪性食物的攝入量開始增多。但是，秋季如不注意進補的原則、方法和補品的選擇，盲目「亂補」，不但於健康無益，反而可能致病。

（三）加強腸胃保健

在秋季，人體胃腸功能經盛夏消磨，處於一年四季中的低谷期，再加上早秋是蚊蠅滋生和病菌繁殖的最佳時期，食物極易腐敗變質，飲食稍有不慎，即可導致細菌性食物中毒、大腸桿菌腸炎、細菌性痢疾、冰箱性腸胃炎等腸道傳染病的發生。因此，在秋季，我們要特別注意飲食衛生，防止食品汙染，把住「病從口入」之關。

（四）保持適當的室內環境

秋天要注意保持室內的溫度和濕度，以防止因氣候乾燥而導致口乾咽燥、便祕等症狀。晚上睡覺要注意防止腹部受涼，以致誘發感冒、腹瀉等。適當的開窗通風，保持室內空氣清新。不然會使室內汙染嚴重，造成上呼吸道疾患以及頭痛、頭暈、流鼻涕、噁心和胸悶等症狀。廚房最好安裝排風扇，使油煙及時排出室外。庭院、室內可養些花草，勤灑水，以調節室內濕度。另外，不要在居室內抽菸，以減少汙染，防止呼吸道疾病的發生。

(五) 防止秋季抑鬱

秋季應注重精神調養，培養樂觀情緒，保持內心寧靜。因為秋天氣溫變化不定，冷暖交替，會給人的生理、心理帶來一定影響。尤其是萬物開始蕭條，人們在草枯葉落、花木凋零中情感容易悲傷，如再遇上一些挫折和傷心的事，極易使情緒變得低落而憂鬱。因而，在日常生活中，我們必須注意心理上的調適，正確把握自己，學會自行解脫，保持心情舒暢。

(六) 衣服不要驟增驟減

人們常說「春捂秋凍」，意思是說，當秋季來臨時，不急於添加衣服可增強人的抗寒和抗病能力，有益身心健康。適當的「凍凍」確實可增強皮膚的耐寒力，但中秋以後，氣溫降低，就要注意適當的增加些衣物，但不可一次增加過多，以利於身體對氣候轉冷的適應力。碰到暖秋氣溫回升的時候，也不要驟減衣物，那樣會降低身體的抵抗力。對患有慢性疾病及年老體弱多病者，要特別注意保暖。

溫馨提示：

⊕ 秋季應加大水的攝入量；
⊕ 秋季不要過多的攝取高脂肪性食物；
⊕ 秋天時盡量加強樂觀心理的培養和鍛鍊；
⊕ 秋天穿衣不應驟增驟減。

八十八、揉揉腳，身體好

傳統的中醫學認為：「生命的衰老，從腎臟開始；腎臟的衰老，從腳底開始。」這種說法是很有道理的。人們常說腳是人的「第二心臟」，足部是足三陰和足三陽六大經絡的起止到達點，足部共有九十四個穴位。這些經絡穴位聯繫著五臟六腑、四肢百骸，脾、胃、肝、膽、腎、膀胱等重要臟器在足部都有相應的投影集中區，幾乎彙集了人體全部器官資訊。現代科學研究也表明，腳有二十六塊骨頭、十九塊肌肉、三十二個關節、五十萬根血管、四萬多條汗腺……完全是一部神奇的機器！

由於腳上有豐富的神經末梢與內臟及大腦緊密相連，當人體感覺不適或某個器官出現病變時，就會在足部相應部位反射出某些特徵來。同樣的道理，在足部相應的區域進行按摩能去除疾病。因此，經常揉揉腳，可以達到強身健體、驅病保健的作用。

(一)經常揉揉腳，調理五臟六腑

全息理論中的足部反射學，精確的把人體的一雙腳定位出七十二個相應反射區：腳趾代表頭頸反射區，腳掌代表胸部反射區，腳心代表腹腔反射區，腳後跟代表盆腔反射區，脊椎反射區在腳弓內側，四肢反射區在腳的外側等。

在人體解剖學上，這些反射區的定位也得到了證實。因此，透過按摩、撞擊、揉按腳掌各反射區，由神經傳導的電化學變化影響邊緣系統，從而達到調理人體五臟六腑和各個器官的作用。

(二)經常揉揉腳，促進全身血液循環

血液循環主要在心血管進行，其中心臟是血液循環的原動力。但是，足部卻距離心臟最遠，又是體循環的反折處，受地心引力和身體重力的壓迫，分布於腳底的血管經常處於受壓迫狀態，因此腳是人體血液循環最差的器官，營養代謝最差，溫度最低，最易導致各類腳部疾病，如下肢浮腫、靜脈曲張、寒腿、雞眼等。如果經常對腳進行按摩，可以起到第二心臟的動力作用，從而加速下肢靜脈回流，促進全身血液循環，預防和治療上述疾病。

(三) 經常揉揉腳，加速代謝物的排出

人體內每天都會產生許多代謝物，如尿素、尿酸、二氧化碳等。這些代謝物的排出往往得靠血液循環將其運輸至腎臟、皮膚和呼吸系統等。但是腳受地心引力的作用，又位於人體直立時的最低位，代謝產物也因此最易沉積於腳底，使腳成為人體的「垃圾儲存站」，導致腳底的皮膚細胞最易死亡，人體的老化也由腳部開始。但是，如果經常揉揉腳，對腳底進行刺激按摩，就可以促進滯留於腳底的代謝產物全面移動，啟動汗腺細胞，或隨血液循環導入排泄系統排出，或以腳汗的形式排出，達到淨化血液，淨化細胞內環境的作用。

需要我們注意的是，在我們揉腳進行足部按摩的時候，可採用均勻滲透的療法，用指關節均力均速按摩，不是輕刮表面，也不要在一個地方反覆重按，力度不要過重。

另外，經常洗腳對身體也有著非常重要的保健作用。現代醫學認為，熱水能刺激腳上豐富的神經末梢，使之反射到大腦皮質，達到促進全身血液循環、調節組織器官功能、加強新陳代謝、增強人體免疫力之目的。

民間醫理也認為：「百病從寒起，寒從腳下生；早晚常燙腳，勝過吃補藥。」古人認為，春天洗腳升陽固脫，夏天洗腳暑濕可祛，秋天洗腳肺腑潤育，冬天洗腳丹田暖和。長壽皇帝乾隆也信奉「晨起三百步，晚間一盆湯」的養生之道。每天早晚足浴的水不宜過多，

只需要浸過腳背，水溫三十九到四十五度，連洗帶泡，片刻水涼後可逐漸加入熱水，使水溫保持恆定，一邊浸泡兩足一邊相互搓動，每次持續十五到二十分鐘。

溫馨提示：

⊕ 要想疾病少，經常揉揉腳；

⊕ 養成一年四季洗腳的習慣，可以達到養生健體的目的；

⊕ 腳是人的「第二心臟」，要讓它遠離寒冷、潮濕的環境。

八十九、經常叩齒，固齒又長壽

我們常聽到有人說「髮為腎苗，牙為骨苗」，牙齒的整齊完好是一個人健康的標誌。正因為如此，從古至今，人們都很重視對牙齒的保健。牙齒屬硬骨，由琺瑯質、牙本質、牙骨質和牙髓組成。牙齒中間層的牙本質是供應營養和進行新陳代謝的通道，其間有著豐富的神經末梢。牙齒裡除了無數骨細胞外，還有許多的管槽，槽有血管，血管輸送氧氣和養料，並將廢物帶走。牙齒裡還分布著極細微的孔道，其直徑只有四到八公釐，形成一張「液體網路」，猶如汽車上的「防震彈簧」，能起到很好的防震作用。正是由於牙齒的生理構造和作用決定了牙齒對於人體健康的重要作用，如果我們能有一口健康的好牙，對於健身長壽來說有很重要的意義。

牙齒還是食物消化吸收的重要工具。食物進口的第一道工序就是咀嚼，同時摻進各種消化酶，經食道進入胃。牙齒不好，就要影響整個消化系統，影響到各器官是否能得到充分的營養物質的供應。

叩齒是一種較常見的牙齒保健方法，早在古時就有許多經驗之談。養生專家葛洪就在其所著的《抱朴子》一書中提到：「清晨叩齒三百過者，永不動搖」。民間有「清晨叩齒三十六，到老牙齒不會落」的俗語。現代醫學也認為，叩齒能興奮牙體和牙周組織的神經、血管和細胞，促進牙體和牙周組織的血液循環，增強其抗病能力。這證明了經常叩齒可以長年牙齒堅固，從而終身受益。

叩齒的具體做法是輕合雙唇，上下齒相互叩擊數十次。有人強調按不同牙齒分別叩擊，先叩擊臼齒，然後再叩擊門牙、犬齒各數十次。因為這些不同的牙齒不長在同一平面上，按不同層次的平面叩擊，可使每個牙齒都能叩擊上。

叩齒與咀嚼是有區別的。叩齒主要目的是健齒、固齒，屬於保健性質；咀嚼主要目的是利用牙齒將食物碾碎，屬於生理功能。兩者的區別主要有兩點：一是力量不同。叩齒是輕微的力量，叩齒震動牙根周圍的組織，有利於提高牙根抵抗疾病的能力。咀嚼力量可大可小，與咀嚼的食物種類、軟硬度有關；二是作用效果不同。叩齒效果是健齒、固齒，減少疾病發生，具有預防效果。咀嚼不具有叩齒效果，如果長期使用一側牙齒咀嚼可產生咬合創傷。

另外，扣齒對某些患者有牙病的人來說是不適合的。因為如果掌握不好力度，就會加重牙齒的損傷，所以還要您量力而為。

溫馨提示：

⊕ 叩齒療法為強身保健療法的一種，需要長期堅持，才能收到良好效果；

⊕ 上下齒叩擊時，輕重快慢要適中；

⊕ 有些牙病患者和口腔疾病患者不適合叩齒。

第九部分　性生活習慣

九十、健康性生活十不要

性生活是人類生活的自然本能，而健康的性生活是交流感情、促進家庭和睦及保健身心重要的一環。然而很多人在進行性生活時卻存在著一些錯誤行為，這樣不僅會損害男女雙方的身心健康，還可能導致家庭破裂，所以在進行性生活時一定要謹慎對待。

（一）飯後、浴後不宜性交

剛剛吃完飯，胃腸道的工作量會驟然增加，此時身體需要調動更多的血液去胃腸道，以便幫助消化；而洗澡後全身皮膚的血管充分擴張，此時分配到生殖器官的血液也相對減少。性交時身體也要動用大量的血液流向性器官，如果飯後或沐浴後立即性交，身體內的血液就會無法充分供應，從而導致腸胃道疾病、皮膚疾病或影響性交品質。如果患有冠心病，甚至還可能因血液供應不足而誘發心絞痛或心肌梗塞。

（二）酒後不宜性交

大量飲酒後，人很快會由興奮轉入抑制狀態，如果此時進行性生活，很容易發生陽痿；即使少量飲酒，人也只是處於短暫的興奮狀態，這時進行性生活時容易出現過分激動或粗野魯莽，還可能發生早洩。

更重要的是，由於酒精對人體多種器官產生的損害，如果再加上性生活時神經系統的高度興奮，對身體的危害更大。而且酒精還能導致精子發育出現異常，使精子發生畸形，一旦懷孕對後代極為不利。

(三)不要帶病過性生活

如果患有某些嚴重器質性疾病，並且醫生已經囑咐不能過性生活，那麼就不可勉強自己過性生活，否則可能會加重病情或引發其他併發症。尤其是患有某種性病或傳染性疾病，更不可以過性生活，這樣不僅自己受害，而且還會傳給另一半，絕對要避免。

(四)疲勞時不宜性交

性生活是消耗體力和精力較大的活動，精神或身體疲憊時過性生活，往往達不到高潮，收不到雙方都滿意的效果，甚至還會損害健康。

(五)不要在經期過性生活

女方在月經期間，子宮頸口開放，免疫力降低，這時進行性交極易發生感染，導致子宮內膜炎等疾病。

㈥心情不佳避免性交

情緒不佳時還勉強過性生活，甚至想利用性生活來調節心情，不僅得不到性生活的和諧，還可能會使情緒不佳的一方產生反感。如果這種情形反覆的發生，還會導致女方的性冷淡或男方的陽痿。

㈦不要不講衛生

在骯髒、雜亂不堪的環境裡性交，不僅會影響男女雙方精神狀態，干擾性生活的成功，而且還可能對雙方的健康構成威脅，將細菌等病原體帶入體內、損害健康。

㈧要準備充分

很多男性不懂得女性生理的特殊性，不做好準備工作就急於性交，或因時間倉促而匆匆結束。這些做法不僅不能使女方達到性高潮，還可能使女方對性生活產生厭惡，甚至導致性冷淡。

㈨不要讓男尊女卑的思想作祟

性生活中男方為所欲為，不尊重女方的自尊心，不僅破壞夫妻感情，還會使女方逐漸產生對性生活的厭惡感，引起夫妻關係的不和諧。

(十)不要太快進行產後房事

如果在產後過早的進行性生活，很容易造成女方的子宮復原不良和子宮出血。

溫馨提示：

⊕ 心情不佳的時候，別用性生活來調節；

⊕ 性生活前要準備充分，並注意講究衛生，以提高性生活的品質；

⊕ 夫妻雙方進行性生活要互相尊重。

九十一、體外射精害處多

體外射精是指夫妻雙方在進行性生活時，當男方快要進入性高潮即將射精的一瞬間中斷性交，迅速抽出陰莖，將精液射在女方陰道外，以達到避孕的目的。

採取體外射精的方法避孕雖然簡單，但並不可靠，而且不論是對男方還是對女方都有一定的害處。

(一)容易導致避孕失敗

很多夫妻都採取體外射精法避孕，事實上身外射精並不安全。因為男方在將陰莖抽出陰道時，可能已經有少量的精液射入陰道，這樣就導致最早射出的精液流入女方陰道內。而這部分精液中的精子數量最多，也最容易導致懷孕。

另外，男方往往在射精動作發生前就已經有少量的精子進入陰道，這些是積存在輸精管內的精子。在性興奮過程中，隨著輸精管的收縮，將其先排入尿道，然後會隨尿道的分泌物流入陰道。

(二) 體外射精容易引起男人的性神經衰弱

男人在性生活的整個過程中，其性反應是在大腦皮質的控制下完成的。性交過程中的心理和生理刺激都會引起一系列的變化，而高度的興奮又會使得精神極度緊張、心跳加快、血壓升高等。同時，生殖器官還表現為陰莖血管充血及肌肉收縮。倘若在這種高度興奮狀態下突然中斷性交，將大有餘興未盡之感，這就必然會對性心理產生不良的影響。久而久之，便容易發生性神經衰弱，引起早洩、陽痿等症狀。

(三) 體外射精容易引起男人功能性不射精

男人在性交過程中，因性興奮而處於極度高潮，射精前陰莖伴有勃起、堅硬的狀態，如果此時強行中止性交，抽出陰莖，往往會使中樞神經和射精中樞的功能發生障礙，經常這樣便容易罹患功能性不射精症。

(四)容易造成夫妻不和睦

正常適量而又和諧的性生活是夫妻感情的紐帶，可以增進夫妻間的感情，但是體外射精這種心存僥倖的避孕方法常會造成夫妻間的隔閡。一旦女方因此而懷孕，男方常會認為不是自己的原因造成避孕失敗的，反而誤認為是女方有外遇和不貞行為，由此引發口角，讓夫妻間的感情蒙上一層陰影，而造成家庭的不幸。加上強行中斷性生活，女方無法得到完全的滿足，性心理就會受到壓抑，因此而對性交產生反感，影響夫妻間的情感。

(五)容易使女方產生性冷感

在性交過程中，當男方達到高潮時，女方常常還沒有獲得性滿足，如果此時男方強行終止性交，進行體外射精，長此以往會導致女性的性冷感。由此看來，體外射精不足為訓，如果想要避孕，還是用正規的避孕方法為好。如使用保險套或服用避孕藥，既安全又不會影響夫妻間正常的性生活。

溫馨提示：

⊕ 不要採取體外射精的方法避孕，既不安全，又會影響正常的性生活；

⊕ 如果夫妻間想要避孕，也最好採取安全的措施，如使用保險套、服用避孕藥等方法。

九十二、性懲罰要不得

經常在生活中見到這樣的現象，許多女性往往因為一點小事固執的拒絕與丈夫過性生活，以「性懲罰」為手段制裁丈夫，迫使他服從自己。其實這種懲罰並不可取。妻子如果長期濫用性懲罰手段，其結果常常與願望適得其反，容易給丈夫和自己的家庭、婚姻造成傷害和危機。

(一) 給男方身體帶來的損害

夫妻不能正常進行性生活，久而久之，便會誘發男性精囊炎、前列腺炎、睾丸萎縮、陽痿等，甚至失去造精功能，造成性障礙，對男性性功能有一定的影響。

(二) 性壓抑

長期的性壓抑會使大腦興奮與抑制失去平衡，並可能會引起身體其他器官的功能障礙，如造成失眠、食慾不振、乏力、記憶減退等。

(三) 精神與情緒上的失常

經常遭受「性懲罰」的丈夫有時會情緒低落，這就會使得組織器官的血液循環緩慢，由此引發食慾不振、消化不良等。而且丈夫的性慾若常遭拒絕的話，慾望也會逐漸減退，乃至於消失，時間久了還會造成心理性陽痿，即便夫妻再次和好，性功能障礙也往往得不到恢復。

(四)婚姻危機的導火索

一位心理學家指出：「沒有一對肉體上和諧的夫妻會因為一些瑣事而分手的。」當夫妻雙方性愛很完美時，夫妻間雖可能會有不同意見，但絕不會鬧脾氣，不會有憤怒的神色，以及不易產生分離的願望。反之肉體上不和諧的夫婦，其他一切和諧對於他們來說，都會變得微不足道，感情也會日漸分裂，甚至會走到難以相互容忍的地步，此時婚姻肯定會亮起紅燈。

一般來說，「性懲罰」大多來自性格倔強的女人身上，她們總設法想讓丈夫對自己關懷備至、百依百順。因此在家庭生活中一旦遇上一些小矛盾，比如說做飯、洗衣服等瑣事上處理欠妥時，如果丈夫不能遵從自己的意思，經過爭吵之後，女方往往就採用了「高級懲罰手段」：不理睬，不讓丈夫過性生活。於是夫妻倆開始分被而眠，繼而分床而睡，最後弄假成真。

其實夫妻雙方在性生活方面應該是完全平等的，性愛一旦成為犧牲與施捨，成為恩賜與乞討，雙方就很難在情愛與性愛方面達到完全的平等與和諧。然而，我們身邊的一些女性朋友，為了達到馴服、控制或者制裁丈夫的目的，往往把這種「特權」作為丈夫必須服從自己的條件，以為這樣就能夠馴服和控制丈夫。而實際上，實施「性懲罰」的女人卻忘了一點，當男人在心靈上受到嚴重傷害時，必然會產生心理上的反感，最終會把生理上的慾望和快感完全湮沒，甚至還會在心理上變得膽小、懦弱、垂頭喪氣，損害其男人漢的氣魄和風度，而在生理上則可能引發性功能障礙。久而久之，不僅身心都受到傷害，還可能使愛情的裂痕日益加深，危及到婚姻關係，有時候更給了「第三者」的插足提供了機會。

溫馨提示：

⊕ 妻子不要用不共度性生活的方式懲罰丈夫；

⊕ 夫妻之間出現矛盾，要用適當的方法解決，性懲罰絕對不是解決的好辦法；

⊕ 夫妻雙方要互相諒解、互相寬容，珍惜自己美滿的婚姻，這也是和諧健康的性生活的基礎。

九十三、性生活究竟該多長時間

提起性生活持續時間的長短，我們很容易就想到早洩。早洩是一種比較受大家關心的重要的性功能障礙。然而，究竟什麼是早洩卻很難定義，至少它不能僅僅用時間的長短來界定。比如，如果把性生活的持續時間不足一分鐘的稱為早洩，那麼一分零一秒的，是不是就不算早洩呢?就臨床觀察來說，早洩反映的問題並不僅僅是性交持續時間長短的問題，而往往是男方未能透過性生活使女方達到滿足的問題，而這一問題恰恰也是男人最尷尬的。

實際上，大多數的所謂早洩算不上一種疾病，也並非不可糾正。我們可以透過諸如系統脫敏療法、陰莖頭部擠捏療法、性感集中療法來對早洩進行改進和治療。但值得提醒的是，很多人往往是無病亂投醫，只是因為一兩次射精過快就限制過頻的性生活，期待著平時能夠養精蓄銳，到時一次發揮。殊不知間隔時間越長，性饑餓感就越嚴重，就越容易出現早洩的情形。

正確的做法是可以適當的多安排一些性生活。例如前一天晚上過完性生活後，第二天清晨再安排一次，或當晚的晚些時候再安排一次，這樣將會以加快頻率的方式對延長性生活時間或治療早洩起到很大的作用。

一般來說，早洩與手淫、腎虛等都沒有太大的關係。在可能的情況下，延長性生活時間將有利於女方的性滿足。但是有一點，性愛並不等於性交，性滿足來源於性愛，而不僅僅來源於性交，瞭解到這一點對那些早洩的朋友和家庭來說，是非常必要的。人有時候表現出來的並不一定就是他的實際能力，這在性的問題上也是如此。然而，卻仍然有很多人常常把性表現和性能力混為一談。

另外，還有很多男人錯誤的認為，男人在性能力上應該做到能召之即來，來之能戰，戰之必勝。實際上這是不可能的。男人並不是性的主宰，也不是性的奴隸。過去男人把女子當成洩慾工具，是錯誤的想法。但如果又強調男人要為女子的性滿足負責，這同樣也是不合理的。正確的做法應該是男女雙方為了共同的性滿足一起努力。一般來說，年輕時男人可以主動些，幫助女子早點進入性興奮狀態，促使雙方都能夠得到性滿足；而到了中年以後，女子則可以多主動一些，讓男人的勃起多一點推動力。

需要反覆強調的正確認識是，性愛並不只是性交。性愛的方式有多種多樣，沒有一個非常正確的方式來限定。事實上，男人是無法命令自己勃起的，就像你不能命令自己不要打嗝一樣。能夠勃起最好，但在不能完全勃起時也不要勉強自己，您可以使用身體的其他部位來使妻子得到滿足。而且，非生殖器刺激的使用也並不意味著性功能的湮滅，對男人來說，勃起越是不那麼重要，則越表明他的性能力和正確認知較高。

不過有時候女性也會把性愛與性交等同起來，她們會錯誤的把性交當成性愛，而把其他刺激手段當成是不自然的或者不夠貨真價實的。事實上，如果女性在性生活中不能達到高潮，採用其他手段同樣可以達到目的。

也許有些人會問這樣的問題：「我們這個年齡應該要幾次才合理呢？」實際上這種問題是沒有確切答案的。因為性生活完全是夫妻雙方自己掌握的事情，高興時就多做幾次，疲勞時則多休息幾天。規定死板的性生活日期往往會使性愛流於公式化，缺少激情，感受不到性愛的樂趣，所遵循的大原則是以第二天不影響工作和學習為度。

溫馨提示

⊕ 不要以性生活堅持的時間長短來衡量性生活的品質，而應該以雙方滿足為準則；

⊕ 性生活間隔時間不宜過長；

⊕ 不要把性交與性愛混為一談，性滿足來源於性愛，而不是單純的性交；

⊕ 性生活的頻率次數以第二天不影響正常的工作和學習為佳。

九十四、夫妻分床利健康

有人說，人生最大的幸福就是「老婆孩子熱炕頭」，夫妻同居一室、同宿一床的傳統習俗可謂是一種人生幸福的表現。但近年來，有關夫妻分床有益健康的說法卻越來越多，到底夫妻分床睡好不好呢？

（一）夫妻分床睡好處頗多

很多醫學研究者認為，夫妻適當分床睡是對健康有益的，而且對雙方的感情、保持獨立的個性以及私密空間等也都有一定好處。但夫妻分床必須具備一個基本的前提條件，那就是雙方必須有良好的感情基礎。

首先，分床睡可以保持夫妻間「親密的距離感」。不論男女，每個人都是一個獨立的個體，而作為夫妻雙方，每個人也都有自己的社交圈，也都有各自不願為外人道的隱私。分床睡不但為各自保留了一片自我的空間，而且對雙方的心理健康也大有好處，所謂「距離產生美」嘛！

其次，分床而眠能夠營造夫妻間「神祕感」。有人說，維護婚姻常新的祕訣就是保持神祕。而適當的分床而居可以為雙方營造一種新鮮和神祕的感覺，為平淡的婚姻生活增添點浪漫氣息，起到「小別勝新婚」的作用，也為下一次親密接觸埋下些期待，這要比長相廝守、有量無質的性生活強上百倍。

另外，從生理角度來說，夫妻分床睡可以避免性生活過頻。傳統醫學認為，腎藏精、生髓、通腦、主骨，性生活過於頻繁會引起腎虛，從而使人頭昏眼花、精神倦怠、腰膝酸軟、工作效率下降等，嚴重的甚至會誘發前列腺炎、尿路感染等。如果分床，性刺激就會大大減少，過有節制的性生活，養精蓄銳，有利於保護腎氣。

(二)分床睡也要把握時機

如果夫妻雙方能夠把握時機分床睡，將對雙方的健康大有幫助。健康專家認為，出現以下幾種情況時夫妻適合分床睡：

一、女方的經期、孕期、產褥期、哺乳期的「四期」期間。在此期間，女方需要得到最妥善的衛生保健，此時夫妻分床非常必要。在月經期控制不住而過性生活，容易引起女性生殖器官的炎症和月經不調；妊娠早期過性生活則容易發生流產，妊娠晚期過性生活容易引起早產或宮內出血、感染等；生產後不久即過性生活則可能引發產褥熱；哺乳期女性體力和精力消耗大，性生活可能會導致休息不好。如果夫妻分床睡覺，就可以避免這些情況；

二、夫妻一方若患有傳染性疾病，同床會非常容易傳染給對方，這時候分床睡可以避免交叉感染；

三、如果夫妻一方經常因工作需要早出晚歸，為避免夜裡干擾對方睡眠，最好選擇分床睡眠，這樣可以保證充足的睡眠品質，消除白天工作帶來的疲勞，恢復體力，對身心自然有益；

四、夫妻有良好的感情基礎，但卻發現彼此間的「性」趣逐漸變淡，這時可以選擇分床睡，醞釀「性」趣，以便能夠提高性生活品質。

儘管分床睡的好處頗多，但也不適用於所有人。如果夫妻關係本來就比較緊張，再分床睡無疑是火上澆油，甚至還會使第三者乘虛而入。因此，有矛盾的夫妻要把握好分床睡的尺度，不要讓暫時的分開成為永久的分離。另外還有一些夫妻平時感情非常好，彼此有很重的依賴心理，而分床睡後可能會掛念對方，因而輾轉難眠，影響白天的工作和生活，這種情況下，就不必非要強行分開睡了。

溫馨提示

⊕ 在女方經期、孕期、產褥期及哺乳期間，夫妻分床睡眠大有必要；

⊕ 夫妻中一方患有傳染性疾病最好分開睡；

⊕ 如果一方工作需要經常早出晚歸，分床睡眠會更有益於休息；

⊕ 分床睡眠是感情深厚的夫妻調節性生活的良劑。

九十五、性生活的前奏曲

很多夫妻在進行性生活時不重視準備工作，只是匆忙進行，或者不在合理的時間內進行，這樣往往會給身體健康帶來隱患。夫妻性交之前，應該巧妙的做好準備工作。

首先，性交時間的選擇十分重要。許多人願意把性生活放在晚上入睡之前，如果此時男女雙方在身體或精神上都不過於疲勞的話，進行性生活是比較合適的。而且性交能夠引起愉快的疲倦感，起到催眠作用。也有人喜歡把性生活的時間安排在清晨，即早上的五到六點。因為這時體內性激素的濃度最高，進行性生活可以保障理想的性功能。但這時性生活也有它「消極」的一面，因為一天的工作時間馬上就要來臨，人需要大量的精力去應付。而性生活會使人感到疲勞，容易影響新一天的工作和學習。

性慾的產生往往取決於性交前的幾個小時甚至幾天，愉快的情緒會很自然的導致性的結合，而保持情緒的愉快就必須從平時做起。對愉快情緒威脅最大的莫過於平時吵架了，而夫妻吵架又是司空見慣、難以避免的。在有些夫妻中，他們會把吵架與性生活聯繫在一起，吵架之後馬上要求過性生活，希望用肉體的溫存來解決感情上的衝突。而有些夫妻則恰恰相反，他們吵架之後就誰也不理誰，並把杜絕過性生活當作對另一方的懲罰。實際上，以上兩種做法都是不正確的。

在性生活開始之前，夫妻雙方都要留意自己和對方的健康狀況，如果夫妻中一方十分疲勞，或者心情欠佳，或患有疾病，就應該迴避性生活，即使有性慾也不可勉強性交，應及早消除性衝動。

還有一點希望能引起您的注意，就是男女雙方都要注意自己的穿著打扮，而女性對此就更應該用心一些了。別忘了，適當的化妝和性感的內衣可以彌補先天容貌上的不足，增加外貌的魅力，給丈夫帶來良好的感官刺激。

而當夫妻雙方都產生要過性生活需要的時候，就出現了如何表達這種需要的問題。最好的表達方式是「暗號」，它可以巧妙的表達自己的願望，而又不用擔心遭到對方的拒絕，使自己的自尊心受到傷害。一般來說，先使用「暗號」的往往是男性，比如下班後給妻子帶回來一束鮮花，或送妻子一件精巧的小禮物，或者幫助妻子做做飯，洗洗餐具等，這些做法都能使妻子明白他的用意。不要認為這樣做是在討好對方，在懇求得到妻子的恩賜，這種想法是毫無道理的。

溫馨提示

⊕ 夫妻雙方在進行性生活前要進行適當的準備；

⊕ 最好選在晚上入睡前過性生活；

⊕ 在其中一方患病、心情不愉快或過於疲勞時不宜進行性生活；

⊕ 可以透過「暗號」來向對方暗示自己的需要。

九十六、夏季房事要注意

夏季天氣炎熱，晝長夜短，人的活動量也會增大，人們常常會出現體力消耗過大，身體疲勞無力等情況，因此這一季節雖然陽氣偏旺，大地呈現出一片萬物繁榮、群芳鬥豔的景象，但不少人卻仍有神疲力乏的感覺。所以在夏季進行性生活的時候，一定要從正反兩方面加以注意。

夏季裡強烈的陽光有利於人體的健康，有些人甚至還透過進行日光浴的方式來強身健體。光照可以抑制褪黑激素的釋放，使人的敏感性增高，反應速度加快，而且紅外線還可以使皮膚的溫度升高，促使全身的血液流速加快，增強新陳代謝速度，使人體的興奮感加強。這種光對人體能產生激素效應，影響性功能，所以在夏季裡，性生活會隨著陽盛而有所增多。

然而，夏天也正是中醫所謂的「暑邪當令」之際。在天熱時活動容易消耗大量的能量，而性生活又是一項比較劇烈活動，所以也應有節制。

對於大多數人來說，白天工作繁忙，加上夏天家務、洗澡等活動增多，夜晚又相對較短，所以睡眠時間也會隨之減少，精力消耗過大。而且又因天氣炎熱，女方常常性慾低下，男方此時如果強行進行性生活會給對方帶來不快，這無形中也會給夫妻的情感蒙上陰影。所以男方在有性衝動時，最好能夠先觀察一下妻子的情緒和心態，並設法激起她的性慾，以達到和諧一致，雙方都能夠獲得滿足。

老年夫妻在夏天進行房事時，最應該注意的就是自己的身體條件，如果患有高血壓、動脈硬化、心臟病等疾病，要先衡量一下自己是否能承受性交活動給身體帶來的負擔。尤其是性交後出現出汗過多、心率加速、氣喘吁吁、神疲力乏者，更應注意節制，以免房事活動加重夏暑對身體造成的耗氣傷津。此時老年夫妻不妨嘗試透過進行非性交的性行為，以達到雙方身心的歡愉。

此外，夏天人體的汗腺分泌會明顯增多，性生活的興奮及劇烈活動更容易導致肌體大量出汗。所以有些情緒緊張或身體虛弱者，夏季性生活後若有出汗嚴重的情況，這可能是一種疾病的資訊，不要認為是自然現象而其忽視。特別是在性生活汗出之後感到口渴、身黏，不要急匆匆的去喝冷水或沖冷水澡，這樣雖然一時能讓自己感到舒暢一點，但是卻為致病細菌入侵身體創造了有利條件。同樣，在夏天洗澡後也要稍微休息一下，等到體內血液循環恢復正常後再進行性生活。

夏天也是個潮濕多雨的季節，而且下雨的時候還經常伴有雷電，這個時候是不宜進行性生活的。古有「地動雷電，此天忌也」的說法，如果此時性交，很可能引起陽痿、早洩，甚至一蹶不振，不僅影響今後的性生活，無形中也給自己增加了心理負擔。所以要提高性生活的品質，保證健康，最好選在靜謐、舒暢的環境下，盡情享受性生活的歡愉。

總之，夏天的氣候既有促進性興奮、易於激發性衝動的條件，又有壓抑性情緒、消耗體力精力及津液的不利因素。如何掌握時機和頻率，必須結合氣候特點、環境因素、個體心理及生理條件來決定，千萬不要圖一時的快感而傷害身體。

溫馨提示

⊕ 夏天是性生活增多、又需要適當限制性生活頻率的季節；

⊕ 因工作過於繁忙，或家務事較多，在夏季進行性生活時，一定要先互相溝通，以達到雙方的滿足；

⊕ 老年夫妻要考慮到身體因素，最好能夠透過非性交的方法來過性生活；

⊕ 不要選在雷雨交加的晚上進行性生活，而應該在靜謐、舒暢的環境下進行；

⊕ 性生活後，不宜馬上大量飲冷水或洗冷水澡。

九十七、重複性生活有損健康

醫學上給重複性生活的定義就是指在一天內或一個晚上有兩次或兩次以上性生活。現代醫學認為，不管在什麼情況下，重複性生活對夫妻雙方的健康都是不利的，它可能會造成以下這些危害：

㈠體力消耗過大

性生活是一項非常消耗體力的活動，進行一次就會消耗掉身體內的很多能量，如果重複進行性生活，對男女雙方而言都會造成體力上較大的消耗。久而久之，必然會造成體質狀況的低下，甚至還可能會影響到精神狀態，連思維能力、記憶力、分析能力等都會每況愈下，這就得不償失了。

(二) 造成性功能衰退

由於性衝動的連續與重複發生，男女雙方都會加重性控制神經中樞與性器官的負擔，經常這樣就可能導致身體及性器官的疲乏和勞累。物極必反，這樣不僅不能得到充分的性滿足，反而還會引起性功能衰退，造成性功能的「未老先衰」。

(三) 埋下性功能障礙的隱患

男人經常重複性生活，就會延長射精時間。因為第二次性生活的射精出現時間肯定要比第一次長，這就埋下了今後誘發陽痿、不射精、射精時間遲緩以及性生活無快感等性功能障礙的隱患。而且男人性生活後，都會有一個不反應期，也即房事結束後有一段時間對性刺激不再產生反應，越經常反覆的重複性生活，便越會延長不反應期，經常這樣就容易引起性功能衰退。

(四) 引發生理和心理疾病

男人經常重複性生活，由於性器官反覆與持久性的充血，逐漸便會誘發前列腺炎、精囊炎等疾患，不但造成會陰部的不適，腰酸背痛，還可能出現血精。而女子經常重複性生活，性器官則始終處於充血狀態，久而久之便會誘發盆腔充血，產生腰酸、下身沉重等不適感覺。而且不論男女，在重複性生活時，第二次或第三次、第四次的性生活，性滿足程度會一次比一次差，於是容易造成心理上的影響，認為自己性能力有問題，最終導致因心理與精神因素誘發的性功能障礙。

可見，重複性生活既對健康無益，又難使性生活的愉悅細水長流，所以夫妻雙方在性生活上應該講究適度，不要過於貪圖一時的享樂而影響身心健康。

溫馨提示

⊕ 不要重複的性生活，重複性生活對夫妻雙方的身心健康都是不利的；

⊕ 適度的性生活不僅可以增進夫妻感情，還能夠提高品質；

⊕ 性生活的愉悅最好能夠細水長流，不可過於貪圖一時的快樂。

九十八、狙擊「性福」六大殺手

據調查，約三分之一的夫妻生活不和諧是由性功能勃起障礙所導致，而在都市中，三分之一以上的離婚案都與性生活不和諧直接相關。可見，性生活不論是對自身的健康，還是對維持婚姻的美滿，都相當重要。

在我們的生活中，許多男人罹患性功能勃起障礙大多都是由於生活中的一些不良習慣，或外界不利因素導致的，這裡給您列舉了影響「性福」的六大殺手，如果您也正遭遇這些情況，那要從現在開始當心了。

(一) 壓力過大

這也是現在社會的通病。現代社會高強度、快節奏的生活方式，使很多男人承受著極大的工作、生活和社會壓力。據世界衛生組織調查，百分之六十到百分之七十五的中年男性都處於亞健康狀態，其中四十到五十九歲的中年人約占百分之六十。導致男性亞健康的原因主要為過度疲勞、睡眠不佳、免疫力下降等。而在情緒不佳、精神壓力過大，尤其是在極度焦慮、悲傷、恐懼、消沉和絕望的狀態下，男性的勃起功能會受到顯著影響，甚至完全喪失。

(二) 不良的生活方式

抽菸、喝酒、泡酒吧……這些不良的嗜好也在對我們的健康虎視眈眈。大量飲酒會引起全身血管擴張，易導致勃起困難，即使勉強勃起也會很快射精，再次勃起的機會更是大為減少。此外，營養攝入不平衡，睡眠不足以及對咖啡、可樂、茶等刺激物的嗜好等，都會干擾性衝動的傳導。

(三) 營養不良

均衡的營養對人的精力很重要，營養不足或過剩都可能導致男性不育。當營養不良時，身體所需要的各種維生素、礦物質等都得不到供應，致使精子生成減少，活力下降。如果長期食用某些加有亞硝酸鹽類食物，或摻有防腐劑、磺胺類的食品等，也可導致精子數量和品質下降。所以平時應注意日常的膳食平衡，保證維生素、礦物質和微量元素的正常攝取，糾正營養不足或過剩，這樣才能使你充分享受「性福」生活。

(四) 疾病

身體的疾病與性功能減退的關係很密切，如高血壓、高脂血症、糖尿病和動脈硬化等疾病，會造成陰莖內無法流入足夠的血液，這自然就會影響到正常的性生活。所以患病後要馬上進行治療，並注意日常飲食衛生，防止病從口入。

(五) 某些藥物

有研究顯示，如果長期服用降血壓藥，如利尿劑、β受體阻滯劑，以及降血糖藥、抗抑鬱藥、潰瘍病治療藥、激素、抗癌藥、鎮靜藥、抗癲癇藥等，都有可能導致性功能勃起障礙。所以一旦患病，要馬上積極治療，服用各種藥物都須遵從醫囑，避免濫用藥物。

（六）錯用保險套

這也是導致性功能障礙的一個重要因素。對男人來說，保險套是最貼身的用品之一，但使用不當就可能會引發問題。有些保險套過緊，會傷及陰莖組織，使用後就可能影響性器官的勃起。所以使用保險套的尺寸很重要，就算圓周只差一公釐，區別也會很大。

從醫學角度來看，使用了過緊的保險套會令陰莖出現缺血的情況，使陰莖內的組織和神經缺氧，而如果受創的是海綿體部分，便會導致不舉，嚴重者更會造成性無能。所以在使用保險套的時候，一定要選用適合自己尺寸的保險套。

溫馨提示

⊕ 最好能夠積極調節好自己，使身心遠離疲憊，保持精力旺盛，這樣在性生活中才能夠健康、和諧；

⊕ 養成良好的生活習慣，不抽菸，少喝酒，並保證均衡的營養；

⊕ 患病後要及時到醫院檢查，並進行治療，正確服用藥物，不要讓疾病影響了你的「性福」生活；

⊕ 正確使用保險套，注意確認好尺寸。

九十九、關照「性福」的食物

人類早在古代就已有各種配方的「愛情飲料」、「愛情食品」等等，它們的目的都是用來提高人的性慾，或治療不孕、陽痿、早洩等性疾病。其中有一些「愛情飲料」、「愛精食品」等的確是有益身心健康和有一定的科學道理，但其中也不可避免的有一些對人體健康乃至生命產生危害的食品。

據說古希臘的已婚軍人為了保持旺盛的精力，平時飲食中便會多吃魚，尤其是魚卵和魚精腺，並加上等量的蔥、薑和肉桂作為佐料。此外，他們的「愛情食譜」中還包括蒜、芹菜、芥菜、薄荷、番紅花等。在十六世紀的時候，有一個阿拉伯族長認為，為了提高性慾，可將當地一種樹的果實搗碎，然後用蜂蜜浸泡，每天早晨飲用。另一名叫加連的醫生則建議，每天可飲一杯稀釋的蜂蜜，吃二十粒杏仁、一百粒松子以及拌蜜的搗碎的蒜頭，這些都是可以激起情慾的食物。

在東方，人們往往認為摻蜜的駱駝奶、拌蜜的雞蛋以及龍鬚菜、魚、羊肉、茴香、胡蘿蔔、核桃、蘑菇、蒜等，都是典型的增強性慾的食品。一九世紀的歐洲醫學家還曾建議將鳥蛋、魚和一些海產品、骨髓、奶和乳製品作為「愛情菜單」。而不少蔬菜也有增強性慾的功能，如果每天能在晚餐中吃一些萵苣、菠菜、甜菜、芹菜、胡蘿蔔、蔥、洋蔥和綠豆等，並澆上一點植物油，也不失為一頓關愛「性」福的美味晚餐。

中國人則信奉「以形補形」，所以許多雄性動物的腎及鞭便成了追求情慾者或性功能較差者的首選補品，這些食物也因此身價倍增。另外還有許多補腎壯陽的中藥，也為國人所鍾愛，至於效果到底好到什麼程度，還有待慢慢驗證。而古代名醫李時珍在《本草綱目》中，曾提到菜薊有很強的興奮作用。於是，一些頭腦靈活的菜商便據此大肆宣傳菜薊能「燃旺男女的心靈之火」以招徠買主，並且這種配方一直流傳至今。

有的人認為菸和酒是催情劑，這一說法可是最沒有醫學根據的了，通常一般的嗜菸、嗜酒者性慾都比較低落，只有個別人在適量的煙酒下能興奮起來，但那是因為心情放鬆的緣故。過量的抽菸或飲酒不僅不會增強性慾，反而還會抑制神經及血管的正常活動，使性慾降低。此外，經常飲濃茶、濃咖啡、醋和檸檬汁等也會抑制性慾。

還有一點需要注意，對於胃、腸、肝、腎、心臟乃至神經功能比較差的人來說，選用「愛情藥物」時最好能夠遵從醫生的囑咐。因為許多所謂「愛情藥物」的確切療效目前還難以證實。而且市面上的藥物魚目混珠，真真假假，一時根本無法分辨，選用時一定要擦亮雙眼。

有不少人對「愛情藥物」試過一、兩次後，覺得有效，於是便經常使用。其實，這很可能是心理上在起作用，因為性生活對心理因素要求極高，只要堅定的相信自己的性功能正常，就能享受到性愛的愉悅。所以「愛情食物」可吃，可補，但要適量。對「愛情藥物」的使用則應慎之又慎，不要自己隨便服用一些助性藥物或春藥，最好還是在醫生指導下服用。

溫馨提示：

⊕ 對選用增進「性福」的食物、藥物時要慎重；

⊕ 一些食物如蒜、芹菜、芥菜、薄荷、番紅花、魚、羊肉、茴香、胡蘿蔔、核桃、蘑菇、蜂蜜等，都是能夠增強性慾的食物，您可以根據自己的情況適當食用；

⊕ 對一些動物的腎、鞭等，要謹慎使用，最好能夠在醫生的指導下使用；

⊕ 不要靠抽菸和飲酒來提高性慾；

⊕ 要對自己的性功能有足夠的信心，這很重要。

電子書購買

習慣致命：潛伏在暗處的健康刺客，你怎麼死的都不知道 / 許承翰著 . -- 第一版 . -- 臺北市：崧燁文化事業有限公司 , 2021.07
面； 公分
POD 版
ISBN 978-986-516-624-3(平裝)
1. 健康法 2. 生活指導
411.1 110004735

習慣致命：潛伏在暗處的健康刺客，你怎麼死的都不知道

臉書

作　　者：許承翰
發 行 人：黃振庭
出 版 者：崧燁文化事業有限公司
發 行 者：崧燁文化事業有限公司
E-mail：sonbookservice@gmail.com
粉 絲 頁：https://www.facebook.com/sonbookss/
網　　址：https://sonbook.net/
地　　址：台北市中正區重慶南路一段六十一號八樓 815 室
Rm. 815, 8F., No.61, Sec. 1, Chongqing S. Rd., Zhongzheng Dist., Taipei City 100, Taiwan (R.O.C)
電　　話：(02)2370-3310　　傳　　真：(02) 2388-1990
印　　刷：京峯彩色印刷有限公司（京峰數位）

定　　價：350 元
發行日期：2021 年 07 月第一版
◎本書以 POD 印製